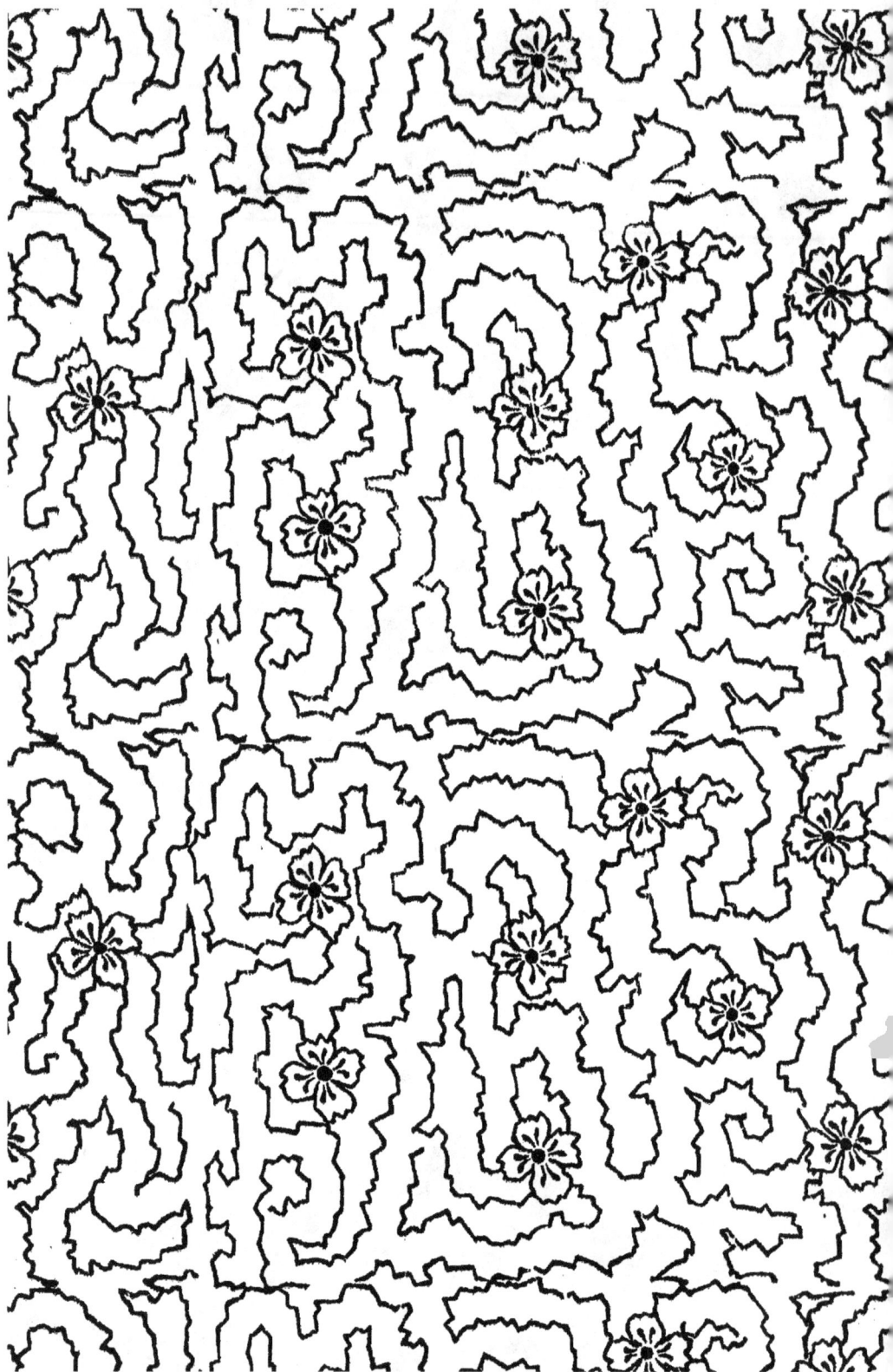

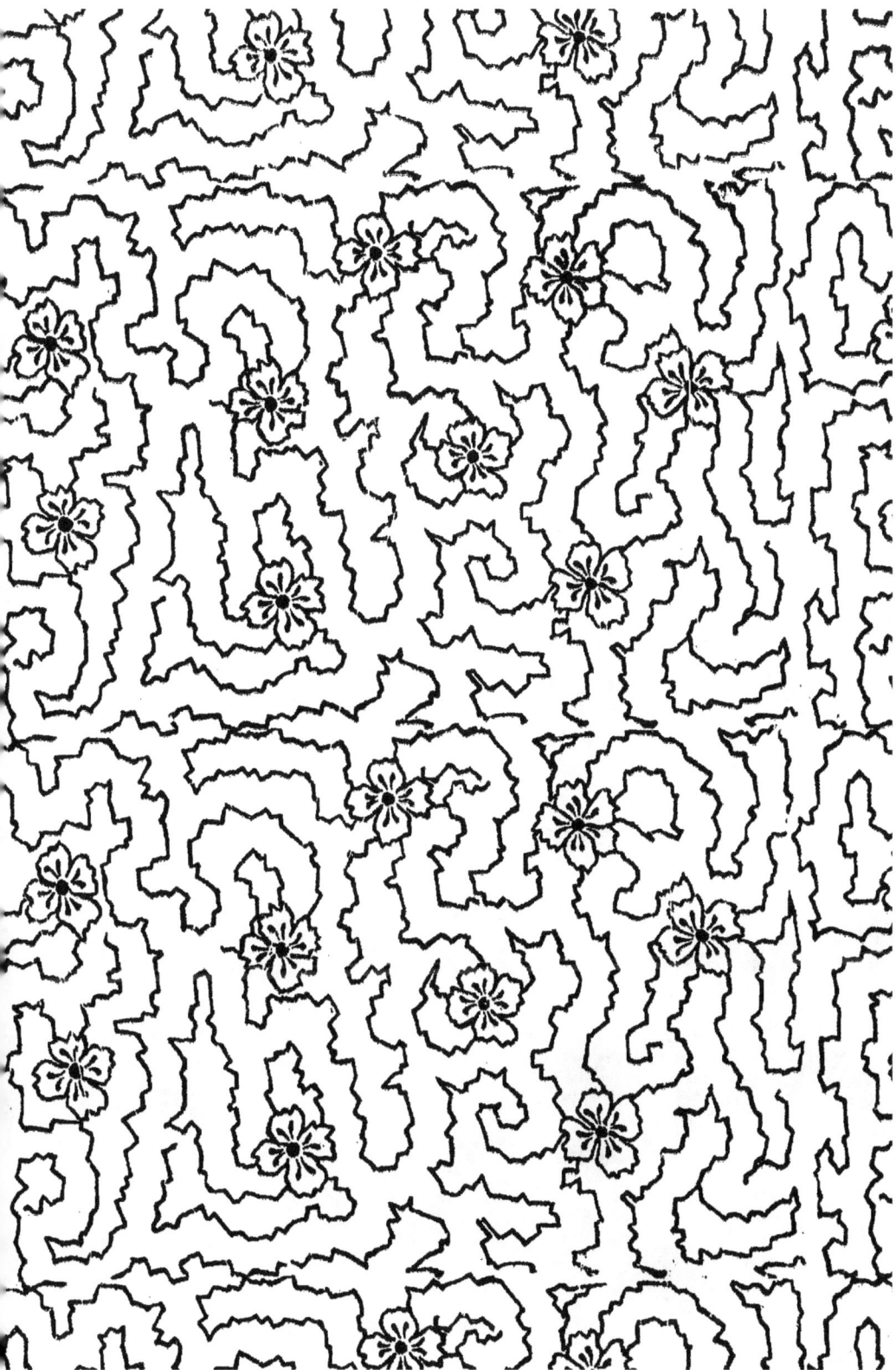

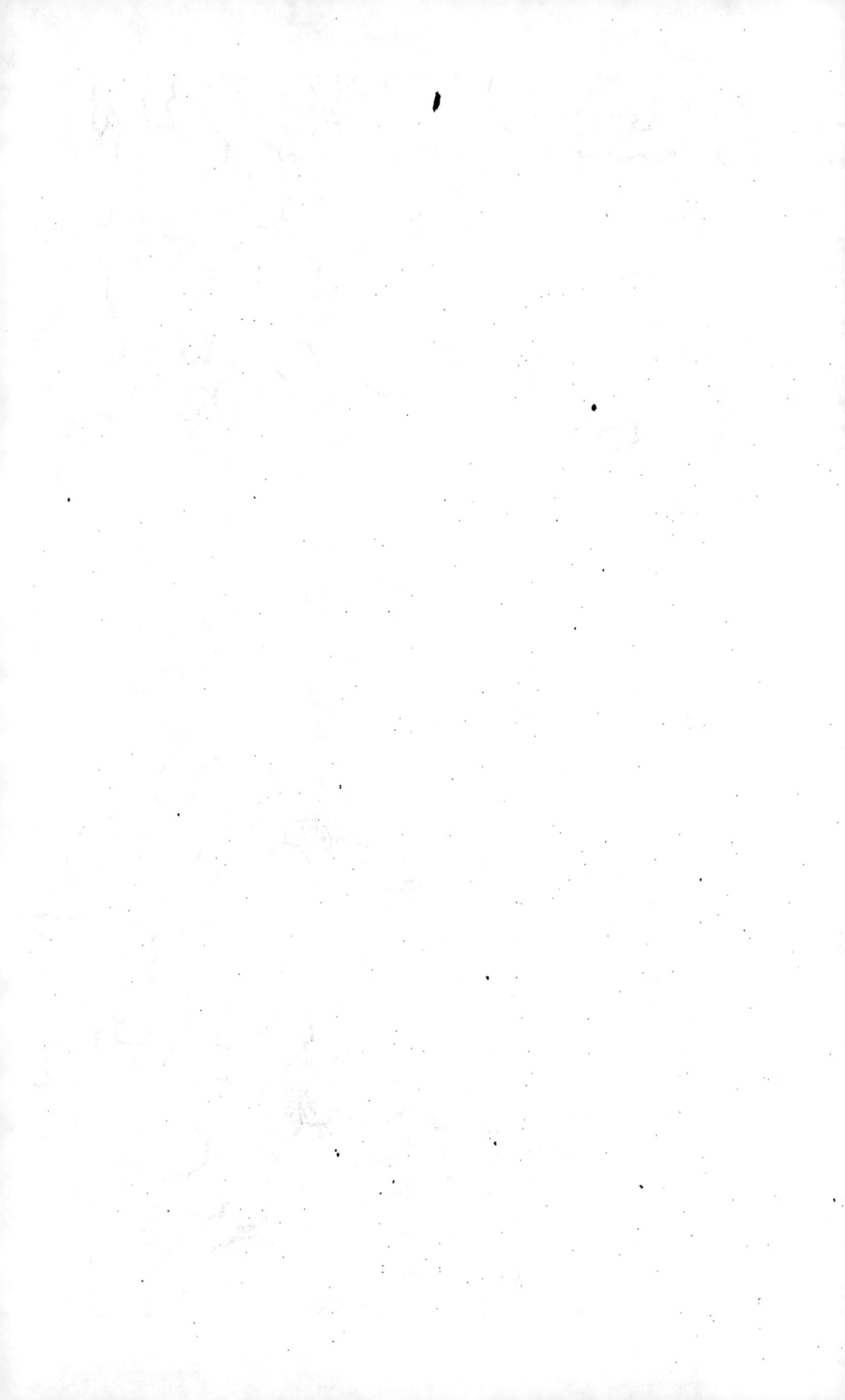

LE

BANDAGE ANGLAIS

(HISTOIRE ET DESCRIPTION)

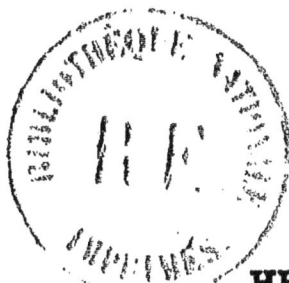

PAR

HENRI WICKHAM

Chirurgien Herniaire

Ancien externe des Hôpitaux de Paris

Lauréat (Médaille de bronze) de l'Assistance publique

Officier de l'Instruction publique

~~~~~~~~~~~~~~~~~~~~

PARIS

OCTAVE DOIN, ÉDITEUR

8, PLACE DE L'ODÉON, 8

——

1900

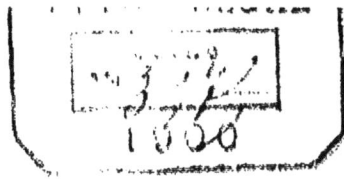

LE

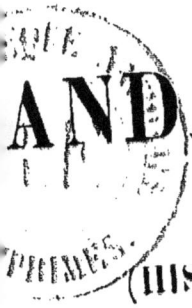

ANDAGE ANGLAIS

(HISTOIRE ET DESCRIPTION)

LE

BANDAGE ANGLAIS

(HISTOIRE ET DESCRIPTION)

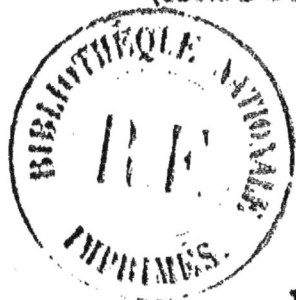

PAR

HENRI WICKHAM

Chirurgien Herniaire
Ancien externe des Hôpitaux de Paris
Lauréat (Médaille de bronze) de l'Assistance publique
Officier de l'Instruction publique

~~~~~~~~~~~~~~~~~~~~~

PARIS

OCTAVE DOIN, ÉDITEUR

8, PLACE DE L'ODÉON, 8

1900

A LA MÉMOIRE VÉNÉRÉE DE MON PÈRE

GEORGES WICKHAM

CHIRURGIEN HERNIAIRE

Officier de l'Instruction Publique

Chevalier de la Légion d'Honneur

PRÉSIDENT DE LA CHAMBRE SYNDICALE DES INSTRUMENTS ET APPAREILS
DE L'ART MÉDICAL

*Président du Comité de l'Enseignement professionnel
de la Mécanique orthopédique, prothétique et herniaire.*

Je prends la liberté d'inscrire respectueusement en tête de ces pages les noms de mes premiers maîtres dans les hôpitaux, en souvenir reconnaissant de la bienveillance dont ils ont entouré mes années d'études médicales :

Feu M. le Professeur PAUL BROCA,
Professeur de Clinique chirurgicale, à Necker;

MM. les Professeurs PEYROT,
PANAS, TILLAUX, CHARLES MONOD,
Chirurgiens des Hôpitaux,
Agrégés de la Faculté de Médecine;

MM. les Docteurs
SIREDEY, GOMBAULT, GUYOT,
Médecins des Hôpitaux.

HENRI WICKHAM,
Chirurgien Herniaire,
Ancien externe des Hôpitaux de Paris.
Lauréat (Médaille de bronze) de l'Assistance publique,
Officier de l'Instruction publique.

Mai 1900.

AVANT-PROPOS

A l'heure où l'Exposition centennale convie chacun à regarder en arrière et à mesurer le chemin parcouru dans toutes les branches de l'activité humaine, il nous a paru intéressant d'étudier le bandage herniaire dit « anglais ou côté opposé » dans ses différentes étapes, depuis son apparition, en 1807, jusqu'à nos jours.

Nous diviserons notre travail en quatre parties :

1. — Étude rapide des précurseurs immédiats de la fabrication herniaire au début du siècle.

2. — Analyse du travail de Salmon et description de son bandage.

3. — Exposé des transformations du bandage anglais au cours du siècle.

4. — Description détaillée de l'appareil actuellement en usage.

HISTORIQUE
DU BANDAGE ANGLAIS

CHAPITRE PREMIER

ÉTUDE RAPIDE DES PRÉCURSEURS IMMÉDIATS
DE LA FABRICATION HERNIAIRE AU DÉBUT DU SIÈCLE

Au moment où Robert Salmon, de Woburn (Bed-
fordshire) publia sa brochure : « A mechanical analysis
of the general construction of trusses and description of

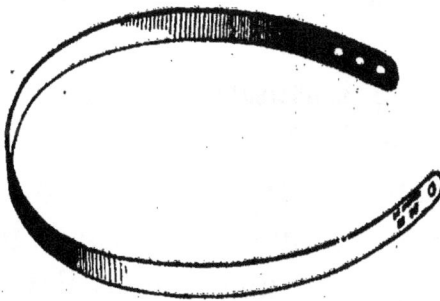

Fig. 1. — Ressort-type de Salmon inguinal simple.

an improved patent truss », ouvrage publié à Londres
en 1807, les hommes dont les idées faisaient loi et
étaient mises en pratique étaient encore Nicolas Lequin
et le chevalier Nicolas de Blégny, un siècle et plus

après la publication de son livre. Après eux vinrent Tiphaine, le Dr Arnaud, le grand chirurgien J.-L. Petit, Camper, Juville et enfin Richter, Pipelet, Scarpa, etc.

Nicolas Lequin, qui s'intitulait « chirurgien hernière », publia en 1665 un ouvrage : « Traité des hernies et descentes », dans lequel il décrit et préconise un brayer à ressort en acier trempé, se terminant un peu après l'épine dorsale, du *côté opposé* à la hernie, soit « pour l'ordinaire les deux tiers d'acier ou un peu plus, et le reste, pour faire la grosseur de la personne, une courroie de cuir fort ». La description du brayer est dès lors complète et comprend le ressort, la platine, le coussinet, la garniture.

Onze ans plus tard, Nicolas de Blégny fait paraître son livre « l'Art de guérir les hernies », Paris, 1676. C'est, plutôt que l'exposé d'idées neuves, la reproduction des idées de Lequin, mais brillamment présentées : ce livre, après deux cents ans passés, est encore le point de départ de la fabrication courante.

Au milieu du xviiie siècle, le fabricant Tiphaine apporta au bandage double une modification capitale : il riva chaque pelote herniaire à un ressort particulier et réunit les deux demi-cercles ainsi obtenus en arrière par une courroie et une boucle, et en avant par une patte. Auparavant, on maintenait une seconde hernie en adaptant au bandage simple une seconde pelote, reliée et rivée à la première par une sorte de pont métallique. Cette disposition si défectueuse — en ce sens qu'elle mettait les deux hernies dans une dépendance absolue l'une de l'autre, alors qu'en fait il y a, pour ainsi dire, toujours obligation d'une action différente et nécessité, par conséquent, d'une parfaite indépendance — cette disposition, disons-nous, s'est prolongée, malgré Tiphaine, jusqu'à nos jours, et l'on pourrait facilement trouver encore dans nos campagnes des exemplaires de cette fabrication d'un autre âge.

A la même époque, professait à Paris le Dr Arnaud, esprit très juste et praticien très sûr : nous lui devons ce principe que « le point d'appui du bandage doit se prendre de la partie postérieure du fer et répondre à l'endroit sur lequel pose la pelote ».

Relevons dans l'œuvre de Balin — 1768 — l'apparition, pour la contention de la hernie de l'estomac, du bandage à double ressort se fixant par derrière par une courroie et une bande (comme fait le bandage double brisé de Tiphaine, qu'il adopta d'ailleurs) et ayant à la pelote herniaire une seconde plaque intérieure tenue plus ou moins écartée de la première, sur laquelle les ressorts sont rivés par une vis centrale, véritable vis de compression. Cet appareil réalise un progrès sensible : il porte en lui un principe nouveau dont nous retrouverons le développement dans l'étude du bandage ombilical anglais.

La grande figure de J.-L. Petit domine la scène dans la seconde moitié du xviiie siècle. En dehors de son action théorique puissante sur la chirurgie en général et sur l'exacte connaissance anatomique des hernies, nous lui sommes redevables de ce principe qu'il y a « nécessité, pour agir et comprimer imperceptiblement, d'employer des forces graduées, lesquelles, sans blesser les parties renfermées dans la tumeur, les font insensiblement rentrer dans le ventre ». La connaissance de la trempe n'était pas encore assez approfondie à cette époque pour lui permettre une application juste de sa théorie ; aussi la mise en pratique en fut-elle erronée et fort difficultueuse.

Avec Camper, nous allons constater une modification importante apportée au ressort du bandage simple. Frappé de l'insuffisance du brayer ordinaire dans les fortes hernies, il publia en 1774, dans les Mémoires de l'Académie de chirurgie, la description d'un nouveau bandage à ressort en fer non trempé, contournant et enserrant le bassin sur les 5/6 de son étendue, sans coude au collet, à pelote égale, unie, et placée sur le même plan que le ressort. Ce bandage devait être appliqué sans l'ouvrir, sans en écarter les extrémités, sous peine de lui faire perdre son action primitive, mais en le passant par les pieds, puis en le faisant glisser horizontalement de bas en haut jusqu'à l'anneau inguinal sur lequel venait alors s'adapter la pelote herniaire recouverte — notons-le au passage — « non pas de cuir ni d'une étoffe de coton, bientôt imprégnée des liquides que le corps exhale, mais de la peau de lièvre brun qui se conserve beaucoup mieux ».

Ce bandage était avant tout un appareil extrêmement lourd, dur, raide, où la force n'était obtenue que grâce à l'épaisseur du fer; c'était un instrument *passif*, s'opposant momentanément au passage de la hernie au travers de l'anneau externe, mais non pas *actif*, c'est-à-dire n'agissant ni sur le canal inguinal lui-même, ni sur l'anneau interne, par conséquent ne faisant nullement obstacle à l'élargissement du canal et au développement de la hernie. Cerclez un tonneau d'une ceinture de fer, sauf sur une dizaine de centimètres, remplissez-le ensuite de manière à exercer une poussée violente de dedans en dehors : dans ces conditions, vous chercherez sans succès à empêcher la disjonction des planches. C'est l'image du hernieux bardé du lourd bandage Camper, et néanmoins impuissant à maintenir en contact les piliers de son grand oblique. Malgré Juville et Richter, malgré Malgaigne dans ses magistrales leçons cliniques sur les hernies, dont les préceptes servent actuellement de base à la construction des bandages, le terme de bandage Camper est encore employé par quelques praticiens ; mais ce n'est qu'une expression synonyme de ressort raide et long ; il s'est fondu dans la catégorie de brayers ordinaires, il ne correspond plus à aucune entité spéciale, — le vrai bandage Camper n'existe plus.

L'œuvre du chirurgien herniaire Juville, parue en 1786 sous le titre de « Traité des bandages herniaires », est des plus considérables par l'esprit d'observation de son auteur. Les progrès qu'il fit faire à notre art se rapportent à l'amélioration de la trempe et surtout à la confection du bandage crural dont il couda le fer de manière spéciale. De même, il reconnut la nécessité d'une pression beaucoup plus faible pour la hernie crurale.

Dans le bandage inguinal, il repoussait absolument la pelote à bec de corbin, qui, « portant sur la branche horizontale de l'os pubis, est un défaut à la fois si capital et si usité qu'il y a lieu d'être surpris de la voir encore en usage ». Trop absolu dans son affirmation, Juville vit son assertion combattue par Richter et Astley Cooper. En fait, nous observerons, après Malgaigne, que l'efficacité des deux catégories de pelotes elliptiques ou à bec de corbin est aussi certaine l'une que l'autre ; il suffit de les employer avec discernement, selon des indications que nous aurons à examiner.

Le Dr Richter, médecin de la cour d'Angleterre, combattit énergiquement la manière de voir de Juville : celui-ci était avant tout un artisan, Richter est d'abord un théoricien. Les idées qu'il professait à l'Université et

à l'Académie Royale au sujet de la cure des herni
sont d'une justesse absolue : « Il y a des hernies qu
se forment si lentement que le malade ressent, long
temps avant leur apparition à l'extérieur, une douleu
une pression, une tension dans la région inguinale. Il e
impossible que, dans ce cas, aucune cause extérieure
contribue. Ceci n'est point un objet de pure théorie, c
l'espérance d'obtenir une cure radicale est d'autant mieu
fondée que la cause prédisposante a eu moins de part
l'éclosion de la maladie. La hernie produite subitemer
par une cause extérieure violente est plus sujette
l'étranglement, mais on obtient aussi plus aisément l
cure radicale ; la hernie, au contraire, qui naît spontané
ment sans cause occasionnelle extérieure, ne s'étrangl
pas aisément, mais la cure radicale s'opère rarement
parce qu'une faiblesse ancienne enracinée en est la caus
principale. »

Le gonflement possible du cordon spermatique par l
fait de la pression, observé par Juville, est nié par Rich
ter malgré l'évidence. Cela tient peut-être à l'empl
judicieux de ses pelotes qu'il recommandait « avec lain
et crin, ni trop molles, ni trop dures, à l'exclusion de
pelotes dures en bois ».

Pipelet, dont le nom vient maintenant sous noti
plume, eut, en son temps, une certaine notoriété, du
surtout à son intervention dans les soins donnés au Dau
phin au Temple : son invention de pelote à soufflet, pe
intéressante, n'est pas un progrès, non plus que les diffé
rentes pelotes médicamenteuses préconisées au commer
cement de notre siècle par de Beaumont, Jalade-Lafon
et bien d'autres.

Enfin, Scarpa, le grand anatomiste italien à qui nou

sommes redevables de la découverte de plusieurs variétés de hernies, fit paraître, en 1812, un traité pratique des hernies, au cours duquel il énonça une théorie du bandage, largement développée : il donna décidément la préférence au bandage à ressort sur tous les autres. Mais quelle doit être la longueur du ressort pour se conformer aux principes suivants :

« 1° Le ressort appliqué autour du corps représente un levier du troisième genre dans lequel la puissance est au milieu ; le point d'appui est à l'extrémité qui porte sur les dernières vertèbres lombaires et sur la base du sacrum ; la résistance est à l'extrémité qui appuie sur l'anneau inguinal. Ici la puissance est représentée par la poussée qui s'exerce de dedans en dehors et c'est la résultante de trois éléments constamment variables :

a) le poids de la masse abdominale ;

b) la tension des gaz contenus dans l'intestin ;

c) les variations d'amplitude de la cavité abdominale sous l'influence des contractions du diaphragme et des muscles abdominaux, — contractions déterminées par un effort de quelque nature que ce soit.

« 2° Le ressort doit être construit de telle sorte qu'un point d'appui solide et invariable puisse être déterminé à son extrémité postérieure, de manière que la résistance, c'est-à-dire l'extrémité antérieure de ce ressort, exerce sur l'anneau inguinal une force de pression constante et égale. »

Pour résoudre ces principes d'une justesse parfaite, Scarpa propose les règles suivantes :

1. — Le ressort aura une force et une épaisseur proportionnées à la poussée à combattre.

2. — Il s'appliquera exactement et à plat sur tous les

points de la circonférence du bassin ; [autrement dit, le ressort Camper est le ressort type].

3. — La pelote aura une largeur proportionnée au volume de la hernie, et, de plus, elle sera inclinée sous un angle tout à fait semblable à celui que la région inférieure du ventre forme avec le pubis, et qui n'est pas le même chez tous les individus.

4. — Le point de compression de l'anneau doit se trouver, chez l'adulte, à 5 centimètres environ plus bas que la ligne demi-circulaire décrite par le reste du bandage sur les lombes et le sacrum.

5. — La compression sera dirigée d'autant plus obliquement du pubis vers le flanc que la hernie est plus récente et moins développée.

Nous aurons bien des réserves à faire au sujet de ces règles, qui sont loin de répondre aux exigences des principes si justes émis par Scarpa. Contentons-nous, pour l'instant, de faire remarquer que le ressort Camper ne réalise, en effet, un point d'appui solide et invariable qu'à la condition de prendre ce point d'appui sur le squelette même du bassin, et de faire abstraction des couches musculaires et cutanées, toujours en état de mouvement et de glissement l'une sur l'autre, grâce à la couche cellulaire intermédiaire. On ne peut faire qu'en partie abstraction de ces divers éléments de mobilité, on le conçoit aisément, et cela sous la condition de donner au ressort des dimensions se rapprochant le plus possible de celles du squelette, autrement dit en exigeant du malade un serrage insupportable. Que dire ensuite de la variabilité de l'anneau inguinal, où vient aboutir la résultante des forces agissant de dedans en dehors, en opposition avec la rigidité voulue de l'appareil, sinon que l'équilibre

btenu est forcément instable? Ici encore, nous nous trouvons en présence de prémisses justes, de conclusions
nexactes. Nous pensons et nous prouverons que c'est
une souplesse semblable de mécanisme qui doit être mise
en œuvre en présence d'une variabilité constante de
tructure et d'efforts.

Quoi qu'il en soit, Scarpa reprit pour son compte la
héorie de Camper et son bandage tour de corps en fer
nou. Il l'employa pour la hernie crurale comme pour la
hernie inguinale, entourant le bassin sur les 10/12 de sa
circonférence. Nous verrons même plus tard Jalade-
Lafond, d'une part, améliorer le « Camper » par la
trempe, et, d'autre part, exagérer encore les dimensions
du ressort jusqu'à établir des appareils où le ressort « embrasse tout le corps, de manière que ses extrémités se
touchent lorsque ce ressort est nu et qu'il reste entre elles
un léger intervalle dépendant de la garniture. La longueur en sera donc de 11/12 et demi. Ainsi le ressort joue
avec plus de facilité et il conserve sa position, sa force,
son élasticité ».

Les critiques faites à Camper, renouvelées pour Scarpa,
se représentent avec plus d'énergie pour Jalade-Lafond :
nous nous rapprochons de plus en plus du tonneau bardé
de fer : cet appareil est un véritable carcan.

Ainsi, à la date à laquelle nous sommes arrivés, nous
avons vu de Blégny proclamer la supériorité du bandage
à ressort; Tiphaine assurer l'indépendance des pelotes
herniaires en sectionnant son ressort; Arnaud reconnaître
l'obligation de prendre le point d'appui en arrière; J.-L.
Petit recommander l'emploi de pressions graduées, et
enfin Scarpa donner la théorie du bandage herniaire.

D'autre part, nous voyons Camper, Scarpa, puis Jalade-Lafond, après avoir constaté l'insuffisance du brayer ordinaire, s'efforcer de trouver la solution du problème dans la multiplicité des points d'appui et dans la raideur et la longueur systématique du ressort; tandis que Juville, Richter et bien d'autres, s'en tenant à l'antique longueur du ressort plutôt diminué (ils ne demandent plus qu'un quinzième en plus de la moitié de la circonférence du malade), cherchent à obtenir une contention parfaite par des variations de courbure dans le ressort ou par diverses dispositions particulières de pelotes. Il semble donc qu'il y ait à ce moment pour les mécaniciens une hésitation dans la marche en avant, une difficulté à résoudre dans la pratique les théories successivement émises au cours du XVIII° siècle.

C'est alors que parut à Londres une petite brochure de 50 pages à peine, accompagnée de 8 planches, que l'auteur, Robert Salmon, intitule longuement, suivant les habitudes de l'époque : « Analyse mécanique de la construction habituelle des bandages en usage pour le soulagement et la guérison des hernies; remarques sur leurs imperfections et leurs défauts; construction d'un bandage perfectionné établi par l'auteur, et conseils pour sa bonne application. »

Cet opuscule est le germe et le point de départ de la grande catégorie des bandages dits « anglais », parce que l'idée mécanique en a été conçue et le premier modèle exécuté par un Anglais. En réalité, pas plus que le brayer n'est français, le bandage « côté opposé » n'est anglais. Nous nous trouvons simplement, aujourd'hui comme il y a cent ans, en présence de deux systèmes radicalement opposés, que, pour bien faire saisir notre pensée, nous comparerons, le brayer à une ceinture, le bandage « côté opposé » à une pince. Nous pouvons ajouter, avec une légitime fierté, que la théorie de Salmon et de J.-J. Wickham a subi avec succès l'épreuve du temps et que nous la trouvons en cette fin de siècle plus prospère que jamais, alors que les pratiques de Juville, de Camper, de Jalade-Lafond, de Burat, de Valerius, sont plus ou moins tombées dans l'oubli et que chacun s'efforce à l'envi de rattacher la fabrication courante au mécanisme de la pince (1).

(1) Il est juste, en terminant cette rapide revue des principaux maîtres de l'art herniaire, de rappeler les noms des grands chirurgiens du siècle qui encouragèrent J.-J. Wickham, le soutinrent de leur autorité et firent usage, dans leur clientèle du bandage anglais. Nous relevons dans les autographes du temps, que nous avons conservés, les noms de Jules Cloquet, Paul Dubois, Dupuytren et Antoine Dubois, qui firent des démarches pour demander l'entrée en France des collections de bandages anglais, afin d'en poursuivre l'étude ; Marjolin, Gerdy, Boyer, Andral, à qui nous sommes redevables du rapport favorable fait à l'Académie en 1831 ; Civiale, Velpeau, Malgaigne enfin, dont les magistrales leçons sur les hernies (1841) firent époque et pour qui le bandage « côté opposé » était l'appareil type. Plus près de nous, Demarquay, Conneau, Guéneau de Mussy, Gosselin, Léon Le Fort, Trélat, le recommandèrent à leur tour.

Nous mettrons à part la figure de l'homme de cœur et de science qui fut notre premier maître dans les hôpitaux, Paul Broca, pour saluer, reconnaissant, sa mémoire, en souvenir de la bienveillance dont il fit preuve à notre égard, et de l'appui qu'il prêta toujours à notre système.

Par discrétion, nous ne donnerons pas les noms des savants praticiens actuels qui veulent bien préconiser nos appareils, mais nous profitons de cette occasion pour leur exprimer publiquement toute notre gratitude.

CHAPITRE II

Étudions avec quelque détail l'œuvre de Salmon.

Dans un *premier chapitre*, l'auteur établit une distinction entre deux grandes catégories de bandages : I. Bandages sans ressorts; II. Bandages à ressorts, s'appliquant tous deux aux deux grandes classes de hernies, la hernie inguinale et la hernie ombilicale.

« Cela suffit, au fabricant, dit-il, avec la connaissance de la grosseur du corps, pour établir le bandage convenable; aux hommes qualifiés pour cela, le soin de rechercher le contenu de la hernie, étant admis que la direction de la hernie est à peu près constante. »

Relevons en passant cette insouciance, due en partie aux idées courantes d'alors, qui établissaient une barrière infranchissable entre l'ouvrier et le savant, entre la main qui ne devait être qu'un instrument aveugle au service de l'intelligence chargée seule de la conception et de la direction. Depuis, les idées se sont totalement transformées; on reconnaît, et les Écoles professionnelles qui se créent de toutes parts en sont la preuve, qu'il n'est possible d'être un bon artisan qu'à la condition d'être quelque peu théoricien, et inversement (1).

(1) Dans cet ordre d'idées, signalons l'existence de l'Enseignement pro-

On peut toutefois admettre que Salmon, voulant établir
les principes de mécanique sur lesquels doit reposer la
construction du bandage, écarte de sa route tout ce qui ne
servirait qu'à rendre la discussion plus touffue et moins
saisissante, et se contente d'étudier la hernie inguinale et
la hernie ombilicale en général, sans autres divisions
ultérieures.

Bandage sans ressorts. — Voici l'explication qu'il
donne de l'inefficacité du bandage sans ressorts : si nous

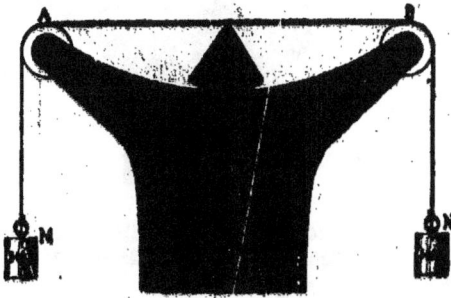

Fig. 2. — *Hypothèse* d'un corps ne faisant pas saillie au-dessus
d'une ligne droite réunissant deux points donnés.

supposons une figure ainsi construite (fig. 2), dans laquelle
une corde MN, supportant à chacune de ses extrémités
un poids de 500 grammes, par exemple, rencontre entre
ses points extrêmes AB un objet ou une pelote O dont les
dimensions ne fassent pas de saillie au-dessus de la ligne
droite tirée de A en B, il est évident que l'action de la
corde MN ne se fera pas sentir au point C par l'intermédiaire du corps O, mais seulement aux points extrêmes A
et B.

fessionnel orthopédique et herniaire, où nos ouvriers reçoivent une instruction théorique spéciale, donnée par des médecins et des ingénieurs de bonne
volonté, enseignement patronné par la Chambre syndicale des instruments
et appareils de l'Art médical.

Si, reprenant les mêmes hypothèses, nous supposons (fig. 3) la pelote O exhaussée et dépassant la ligne primitive d'une longueur évaluée par exemple au 1/10 de la longueur totale AB, il est clair que l'action communiquée par O agira en C de la valeur de 1/10 seulement de chaque poids, soit 2/10 de la somme totale des deux poids, soit, pour 1.000 grammes de la force totale déployée, 200 grammes utilisés seulement, le reste étant

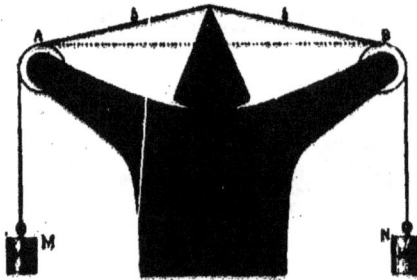

Fig. 3. — *Hypothèse* d'un corps faisant saillie au-dessus d'une ligne droite réunissant deux points donnés.

perdu dans les frottements et les saillies A et B, c'est-à-dire que la force nécessaire au point C pour maintenir une hernie moyenne sera intolérable aux points A et B.

Un autre motif d'insuccès et d'insécurité, ajoute Salmon, réside dans ce fait que le moindre accroissement dans la longueur de la ceinture, par suite d'usure, détermine une diminution sensible dans la puissance de la pelote. Et enfin il y a lieu de tenir compte des changements de forme et de longueur du corps, dans les différentes stations debout, assis, incliné, qui entraînent des frottements, d'une part, et, de l'autre, amènent des variations dans la longueur nécessaire du bandage, variations impossibles à suivre.

Le seul cas où le bandage sans ressorts puisse être légitimement proposé se présente lorsqu'il y a concomitance d'une hernie avec une autre affection interdisant l'emploi du ressort, et alors, à titre de suspensoir, cet appareil permet d'attendre sans trop d'aggravation la guérison de la maladie intercurrente.

Bandage à ressorts. — Brayer. — Il y a deux catégories de bandages à ressorts : I. Ceux où le fer, sans élasticité, ne doit son action qu'à sa courbure primitive : c'est le fer à bandage d'autrefois, d'action incertaine, d'usage incommode et totalement abandonné, soit qu'on l'ait employé seul ou avec l'adjonction de petits ressorts spiralés à l'intérieur du coussin; II. Le bandage à ressort élastique, dont voici la description impartiale :

a) Un ressort d'acier trempé, un peu plus mince à un bout, dont la partie qui contourne le corps est un peu tordue en spirale dans le but d'abaisser l'extrémité antérieure sur un plan inférieur, afin de dégager la cuisse et de rejeter la pelote en bas.

b) Cette pelote est rivée au ressort en avant, de manière à venir faire saillie au-dessous du bord inférieur du ressort.

c) Le tout est recouvert d'étoffes diverses et cette enveloppe, ce fourreau, se continue sous forme de courroie autour du corps, jusqu'à la pelote à laquelle il s'attache.

d) Du milieu du ressort, en arrière de la hanche, part un sous-cuisse qui vient se fixer à la partie inférieure de la pelote. Son but est d'empêcher les déplacements de la pelote et de donner un surcroît de résistance au ressort.

Étudions maintenant son action :

Le ressort est formé d'une lame d'acier tordu, plus

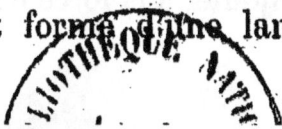

2

faible à une extrémité qu'à une autre : dans quelle
mesure ? Comment calculer mathématiquement cet
amincissement ? cette torsion ? Que restera-t-il, après
ces opérations, de la force primitive ? Il y a là des incerti-
tudes dans l'âme même de la machine, d'où résulte un
obstacle à la perfection de son action. Quant à l'action de
la pelote, rivée par son bord supérieur au bord inférieur
du ressort, de telle sorte que c'est seulement la partie
inférieure de la pelote qui porte sur l'ouverture herniaire
et sur les os du pubis, elle aussi est incertaine et subit, du
fait de la torsion du ressort, une déviation qui ne peut se
corriger que par l'emploi du sous-cuisse. Les pelotes
dures en liège doivent être condamnées, à moins de
rechercher la cure radicale par je ne sais quelles inflam-
mations sous-jacentes amenant après elles des adhérences.
C'est une coutume barbare à rejeter. Que dirait-on d'un
homme qui, ayant à porter sur le sommet de la tête une
lourde cruche dont le fond n'aurait que quelques centimètres de diamètre, mettrait la cruche en contact direct
avec le crâne, et repousserait, comme ne donnant pas une
assiette suffisante, l'interposition d'un coussin élastique
bien adapté ? Si l'on objecte que la comparaison n'est pas
juste, que l'on veuille bien considérer que si la hernie est
par elle-même élastique, les vaisseaux les plus délicats
passent par le même orifice et viennent en contact avec
un os — le pubis — sur lequel également la pelote doit
s'appuyer par son bord inférieur pour fermer hermétique-
ment le passage.

En ce qui concerne la queue du bandage, nous avons
vu que son but était de retenir la pelote à la place convenable, de maintenir le ressort en contact intime avec le
corps et souvent d'ajouter à la force de ce ressort. Or, pour

répondre à toutes ces intentions, la queue ou patte vient se fixer à la pelote sur un plan inférieur à celui du ressort ; la conséquence de ce fait est que cette force, qui agit longitudinalement sur le ressort, aura tendance à ramener le tout sur un même plan horizontal, et comme le ressort adhère fortement à la hanche et aux reins, c'est la pelote seule qui subira ce mouvement ascensionnel. Il y a donc là des forces d'origines diverses qui contribuent à rendre plus confuse l'action directe sur la hernie.

On sait, d'autre part, la gêne que fait éprouver le sous-cuisse : son but est de ramener le bord inférieur de la pelote au niveau du pubis ; nous avons donc une patte qui tire en haut, une autre qui tire en bas. A quel moment sera-t-on certain d'avoir obtenu un équilibre suffisant et stable si l'on veut bien considérer en outre que le corps n'occupe pas le même cube dans les différentes positions qu'on lui donne ?

L'expérience peut en être facilement faite :

Prenez un ruban, attachez-le modérément serré autour du bassin dans la station debout ; puis asseyez-vous sur un siège un peu bas ; votre ruban aura alors 2 ou 3 centimètres de trop. Faites l'expérience contraire : une fois assis, vous serrez modérément autour du bassin ce ruban, puis vous vous redressez, et vous constaterez alors que ce même ruban enserre le corps de manière intolérable. Faites une expérience analogue pour le sous-cuisse ; vous vous rendrez compte que le sous-cuisse bien tendu dans la position assise devient très gênant dans la station debout, et si l'on prend comme point de départ la longueur nécessaire au sous-cuisse dans la position debout, on reconnaîtra dans la station assise un excès de longueur tel que son action devient problématique.

Et si ces expériences sont exactes, pourra-t-il y avoir
certitude absolue d'une efficacité permanente d'un bandage ainsi construit? Évidemment non. Nous dirons
donc que *tout bandage auquel une courroie est nécessaire
pour maintenir son action ou sa position démontre par cela
même sa propre insuffisance, et cela d'autant plus que cette
courroie lui est plus nécessaire.*

Et tout de suite Salmon fait remarquer que si son
bandage emploie quelquefois une courroie — pas toujours — le but de cette courroie est simplement de parer
à l'action d'une cause *extérieure* qui pourrait venir bruta-
lement déplacer tout l'appareil ; aussi la courroie doit-
elle être tenue très lâche, et pour peu que le porteur
ressente le plus léger besoin de la serrer, cela prouve
aussitôt ou que le bandage n'est pas de bonne dimension
ou qu'il n'est pas bien appliqué, et son attention doit
être éveillée sur ce point afin de le rectifier au plus vite.

L'inconvénient le plus grave peut-être du bandage
ordinaire réside dans la rivure de la plaque au ressort,
qui la rend absolument esclave de la direction et de la
torsion de celui-ci. Cette disposition est tout à fait dérai-
sonnable : c'est la position exacte de la pelote sur l'anneau
qui constitue la perfection du bandage : si elle porte trop
par son bord inférieur, elle sera intolérable ; si elle porte
par son bord supérieur, elle ne sera pas efficace, ou si
malgré tout elle l'est, ce sera grâce à une force exagérée
du ressort ; or, voici le fait brutal : la plaque est rivée au
ressort : ce ressort n'a pas, au moment de sa fabrication,
la forme qu'il affectera sur le corps, à ce point qu'il est
impossible à l'avance d'indiquer quelle sera sa courbe
une fois en place. De plus, dans les changements de position du patient, il est facile de constater que le déplace-

ment d'une partie du bandage entraîne le déplacement
le tout l'appareil, quelle que soit la souplesse que l'on
ait cherché à donner au ressort.

Le *chapitre II* traite de la nature de l'affection herniaire dans la mesure où il est nécessaire de l'étudier au
point de vue de la construction des bandages et des qua-
ités requises par le bandage; il donne ensuite la démons-
ration géométrique de l'action des ressorts.

Qualités du bandage. — Il est reconnu, dit Salmon, que
es organes qui sortent ou tendent à sortir peuvent être
refoulés par la main dans le ventre et y être maintenus
aussi longtemps qu'on ne la retire pas, et de cette
observation il a été conclu qu'une application de nature
à produire le même effet que la main devait être conti-
nuée d'une manière constante pour diminuer le mal ; puis,
comme ce genre de remède écarte tout danger sérieux,
permet au malade de vaquer à ses affaires et dans certains
cas amène une guérison complète, l'on a conclu encore
que ce procédé était le meilleur. Il est certain qu'il y a
une forme particulière préférable à d'autres sous le rapport de la direction, de l'inclinaison ou de la somme de
force avec laquelle l'appareil doit agir; les qualités du
bandage seront donc les suivantes : 1° Il sera formé
d'un ressort destiné à *pousser en avant*, contre l'ouverture
herniaire, une pelote ou coussin qui devra exercer une
pression constante et invariable dans la direction reconnue la meilleure, cela à l'inverse du ressort Camper dont
le rôle est d'*attendre* que la hernie se présente et vienne
à son contact. — 2° Dans tout mouvement ou attitude du
corps, cette pression devra être au moins égale à l'ordi-

naire, et comme il y a beaucoup de positions du corps dans lesquelles telles parties font saillie plutôt que telles autres, le bandage doit être autant que possible construit de manière à augmenter la force de pression sur l'anneau au moment où ces mouvements ont lieu. — 3° Pendant les mouvements, le hernieux ne doit pas être gêné et la partie du bandage qui porte sur la descente doit présenter à la fois une sécurité absolue au point de vue de son maintien en bonne place et le minimum de risques possibles de lésions du fait de la pression. — 4° Il est à désirer que le porteur de l'appareil, s'il trouve quelque défaut à son bandage, puisse être à même d'y remédier, tant au point de vue de la forme qu'à celui du volume et de la direction, et cela par les moyens les plus simples et les plus rapides. — 5° Enfin, comme la propreté ne contribue pas peu à soulager le patient, surtout s'il s'agit d'enfants et de personnes débiles, il faut que les parties du bandage composées d'enveloppes molles et exposées à être salies puissent être changées facilement.

Pour obtenir tous ces résultats, il est évident qu'une force donnée doit être appliquée sur la hernie ; cette force doit avoir un point d'appui sur quelque autre partie du corps. Il suit de là — et c'est une nécessité absolue — que la pression doit porter sur deux points. Si une gêne se produit en l'un de ces points, c'est affaire à l'ouvrier de réduire cet inconvénient à son minimum, et il y parviendra en sachant que c'est le *bandage le plus aisé à porter, s'il fonctionne régulièrement, qui agira le mieux, qui sera le plus efficace.* Ce sont là les principes sur lesquels Salmon établit son bandage ; le ressort bien trempé, bien construit et bien appliqué lui a donné toute satisfaction ; mais, avant de le décrire, il faut considérer la nature et l'action des ressorts, la configuration du corps et l'application de l'appareil sur celui-ci.

Action du ressort, démonstration. — Quelle est la direction des extrémités d'un ressort doué de propriétés contractiles ?

On entend par ressort contractile, un ressort construit de telle sorte que, si l'on en écarte les extrémités, elles ont

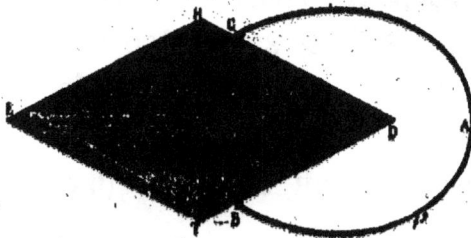

Fig. 4. — Ressort contractile appliqué sur les faces adjacentes d'un parallélipipède.

tendance, en dégageant une certaine quantité de force, à se rejoindre et à se rapprocher l'un de l'autre, jusqu'à retrouver la forme primitive donnée par la trempe. Cette tendance, si elle n'était pas modifiée par des conditions particulières, se dirigerait sensiblement en ligne droite d'une extrémité à l'autre, et cela à n'importe quel moment de leur élargissement ; mais différentes circonstances, tenant à la forme du corps interposé, donnent au ressort l'apparence de suivre une autre direction, et lorsque ces circonstances interviennent, l'effet produit par le ressort peut être considéré comme une force composée, comme la résultante de deux forces agissant dans des directions différentes.

Supposons que dans la figure 4, représentant la section d'un corps solide, un ressort A fait le tour du côté D, ses

extrémités reposant sur le corps aux points B et C; il est
évident que les extrémités B et C, livrées à elles-mêmes,
tendraient à suivre la ligne droite BC pour se rejoindre,
mais, au contact des plans obliques HD et ID, elles ont
une tendance à se contracter dans la direction de D aussi
bien que dans la direction l'une de l'autre ; il convient de ne pas perdre de vue que cette inclinaison de B
et de C vers D ne se produit pas par suite, de la structure
même du ressort, mais bien à titre de conséquence de
l'obliquité du corps interposé, et s'ils sont maintenus en
place par rapport à D, ce sera grâce à une courroie atta-
chée auxdits points et contournant le côté opposé du
corps en E.

Si nous observons au contraire (fig. 5) un ressort A

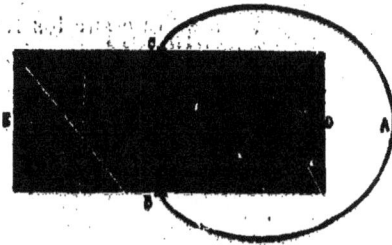

Fig. 5. — Ressort appliqué sur les faces opposées d'un parallélogramme
à angles droits.

reposant par ses deux extrémités B et C sur une section
à plans parallèles, D E, il est évident que ce ressort res-
tera parfaitement stable sans être sollicité par aucune
force vers l'une ou l'autre extrémité du corps.

Le but de cette démonstration est de prouver au lecteur
que s'il est placé autour du corps un bandage semblable à
celui de la figure 4, la pression directe à ses bouts serait
constamment sollicitée vers le point D, d'où instabilité
de l'appareil, à moins d'être retenu par une courroie
passant par le côté opposé E et cherchant à faire équilibre

à la résultante des forces poussant vers D. Si, au contraire, les plans sur lesquels reposent les points de pression peuvent être parallèles, il n'y aura plus lieu de redouter une résultante de forces tendant à les déplacer.

Cherchons donc sur le corps humain ces plans parallèles.

Supposons (fig. 6) un corps formé par une sorte de parallélogramme dans lequel le point C est choisi sur la ligne HD comme point d'action du ressort A, et nous cherchons un point d'appui sur le plan opposé IE. Il est certain que ce sera le point le plus rapproché du point C; ce sera le point placé à l'intersection d'une ligne perpendiculaire abaissée du point C sur le plan EI, soit au point F. Ce point F, par rapport au point C, est donc le point qui permettra au ressort A d'agir par lui-même, indépendamment de toute sollicitation du corps intermédiaire, et qui lui donnera une fixité certaine.

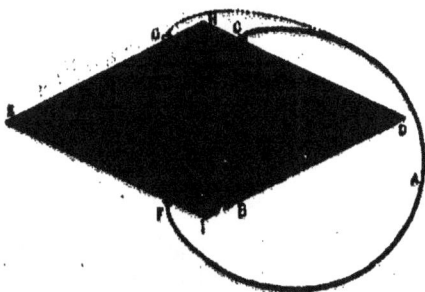

Fig. 6. — Ressort appliqué sur les faces opposées d'un parallélipipède.

chons un point d'appui sur le plan opposé IE. Il est certain que ce sera le point le plus rapproché du point C; ce sera le point placé à l'intersection d'une ligne perpendiculaire abaissée du point C sur le plan EI, soit au point F. Ce point F, par rapport au point C, est donc le point qui permettra au ressort A d'agir par lui-même, indépendamment de toute sollicitation du corps intermédiaire, et qui lui donnera une fixité certaine.

Peut-on faire mieux? Peut-on trouver un plan dont la direction soit telle qu'elle ajoute à la fixité du ressort au point C?

Je suppose que, le point d'appui F étant conservé, il ne soit plus question d'agir au point C, mais sur l'autre plan oblique EH en un point G, symétrique du point C. La résultante des forces au point G sera telle que le ressort A sera entraîné à la fois vers F et vers E, c'est-à-dire qu'il collera toujours plus vers D, augmentant ainsi sa fixité.

Si maintenant on modifie cette surface par trop schématique de manière à lui donner une coupe se rapprochant davantage de celle du corps humain (fig. 7), on obtient le dessin ci-dessous :

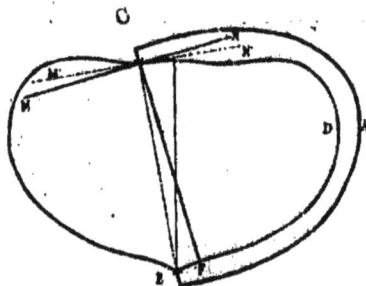

Fig. 7. — Ressort passant par le côté opposé, appliqué sur un corps humain schématique.

Le point C sur le plan MN étant choisi comme point d'action du ressort et A étant le ressort passant du côté opposé vers D, la perpendiculaire abaissée du point C tomberait en F, c'est-à-dire en deçà du point choisi E ; ce point E donnera par suite au ressort un complément de fixité. Si l'on veut bien réfléchir que le plan MN n'est jamais constant et tend, sous l'influence de la poussée herniaire, à devenir M'N', et que de ce second plan une perpendiculaire abaissée du point C tend à se rapprocher du point E, on en conclura que ce point est bien le lieu nécessaire où le point d'appui doit être maintenu.

Si la précédente démonstration a été suffisamment claire, on peut se rendre compte du degré d'incertitude dans la force développée par le système actuel de construction et d'application des ressorts. On sait, en effet, que la perfection à laquelle peut atteindre le fonctionnement du coussin de devant dans un bandage dépend grandement de la position exacte du contre-support, c'est-à-dire du coussinet de derrière; or, dans les bandages dont on se sert ordinairement, personne ne peut déterminer où tombe la place du support ni construire l'appareil de façon que le support se trouve à la place requise.

Avec le *chapitre III*, Salmon termine son ouvrage par l'énoncé des règles nécessaires à un bon bandage et par la description de son appareil.

Règles à appliquer. — I. Le ressort doit être ainsi fait que le porteur puisse facilement augmenter ou diminuer la pression; il doit ne porter que sur des points absolument nécessaires, c'est-à-dire sur la hernie et sur le contre-support opposé; la force, par les extrémités du ressort, doit être donnée à angle droit sur la partie du corps sur laquelle le coussin est appuyé; sa longueur doit être telle qu'il amène les coussins au niveau des points de contact naturellement et sans décomposition de forces.

II. La pelote doit être fabriquée de telle sorte que, quelle que soit la forme ou l'inclinaison particulière du corps au point où elle est appliquée, elle communique en ce point une pression exacte, constante et invariable.

Elle doit être unie au ressort de façon que le centre du ressort coïncide avec le centre de la plaque.

Elle doit être agencée aussi de manière que, dans les efforts de toux, dans la station assise ou largement penchée en avant, la pression exercée par l'abdomen sur la partie supérieure vienne tendre à augmenter sa force de résistance en la faisant appuyer davantage par son bord inférieur sur le pubis.

Le coussin devra être fait de matières agréables à porter et susceptibles de propreté et de confort. Il devra tenir compte de la moindre inégalité pelvienne et de la présence possible des vaisseaux sous-jacents pour les ménager. D'où il suit que les corps durs ou le liège doivent être rejetés.

III. Le coussin du dos doit lui aussi être libre et s'appliquer de lui-même à la place convenable ; mais, n'ayant aucune autre fonction, il suffit qu'il soit facilement et utilement placé.

IV. Si des circonstances particulières rendent instable sur le corps le mécanisme le plus parfait, des moyens appropriés très différents des moyens courants doivent être employés. Ces adjuvants sont de bonne précaution chez les enfants, qui pourraient se servir de leurs mains pour déplacer l'appareil, pour les hommes à professions violentes, etc., etc. Ils consistent en l'application d'une ceinture réunie au ressort dans la plus grande partie de son étendue (voir fig. 8) et contournant les reins pour se boucler en avant, sans toucher à la pelote herniaire ; ou encore, s'il fallait user d'un sous-cuisse dans on ne sait trop quel but, il faudrait le faire passer sous la cuisse du même côté pour venir l'attacher à la ceinture et maintenir ainsi complète la liberté du ressort.

Les données du problème étant ainsi posées, voici les schémas du bandage et du corps muni du bandage tel que le conçoit Salmon (fig. 8 et 9) :

1° *Le ressort agissant de manière active sur les pelotes par ses deux extrémités.* Le ressort est en acier de même épaisseur dans toutes ses parties, à bords parallèles dans

un même plan, absolument d'aplomb, de sorte qu'il peut
être indifféremment appliqué aux côtés droit ou gauche
du corps.

Les ressorts additionnels (fig. 8 *bis*), destinés à augmen-

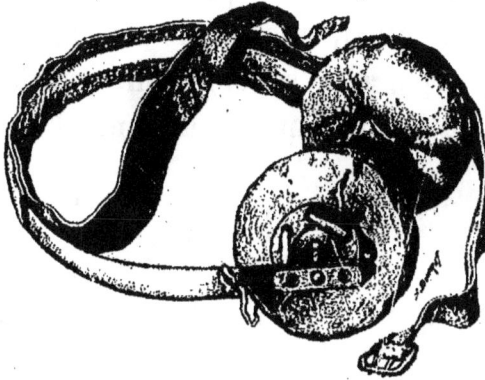

Fig. 8. — Vue du bandage de Salmon muni de sa ceinture.

ter s'il y a lieu la force du ressort, en cas d'usure par la
rouille ou pour toute autre cause. Ils se glissent simplement dans le fourreau de cuir qui enveloppe le premier
ressort. Ce changement de ressorts et de fourreau peut

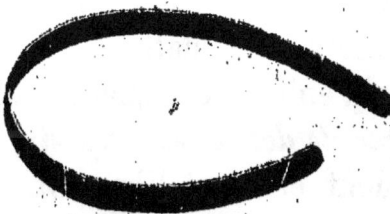

Fig. 8 *bis*. — Ressort supplémentaire.

être fait instantanément, de sorte que le porteur peut
avoir des fourreaux propres comme il l'entend. Il sera
avantageux de posséder des ressorts de forces différentes
afin de pouvoir graduellement diminuer la pression et
parvenir plus facilement à la cure radicale. Par les temps

froids, les malades peuvent aussi se contenter de pressions moins grandes qu'en été.

2° *La plaque herniaire et son coussin.* Cette plaque se
fixe à l'un quelconque des trous du ressort et s'applique
sur la hernie au moyen du pivot sur lequel elle tourne
en tous sens; et ainsi, quelle que soit la coupe ou l'inclinaison du corps, elle se conforme exactement à cette
inclinaison, n'étant tenue à aucune direction spéciale

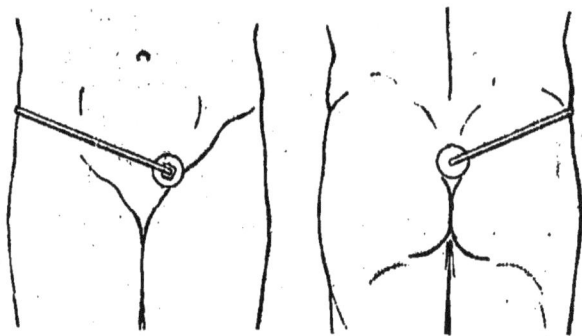

Fig. 9. — Bandage inguinal simple appliqué pour le côté gauche,
vu de face et de dos.

du fait du ressort; les coussins sont de simples enveloppes rembourrées des matières les plus douces possible, qu'on peut enlever et replacer à volonté.

3° *La plaque de dos et son coussin*, aussi rembourré
que le précédent et aussi libre. On remarquera qu'en
avant et en arrière les pelotes sont tellement libres sur le
ressort qu'il est possible de donner aux pelotes telles
directions convenables sans y toucher, et que de même
le ressort peut jouer en haut ou en bas, être porté au-
dessus de la hanche sans déplacer les pelotes.

4° *La ceinture dont on se sert à l'occasion pour pré-
venir les déplacements brusques des pelotes.* Elle est à

coulisse sur le ressort autour de la hanche, à une distance plus ou moins grande de la pelote de devant, de
manière à éviter l'action néfaste des ceintures habituelles
qui s'attachent sur la pelote même; elle vient se boucler
en avant.

Manière de faire l'application. — Enfin voici quelles
étaient les instructions données par Salmon pour une
application convenable : le bandage étant tenu prêt à
glisser autour du corps dans la bonne direction, prendre
le bandage en plaçant le pouce d'une main sur le coussin
de la pelote de devant, les doigts de l'autre main sur le
coussin de la pelote de dos, ouvrir alors le ressort, l'amener à la place qu'il doit occuper, en remarquant que dans
la hernie inguinale le coussin doit être mis tout près de
la cuisse, son bord inférieur en rapport avec le bord
supérieur de l'os pubis.

Cette rapide analyse de l'œuvre de Salmon terminée,
il convient de faire remarquer la justesse de vue de l'auteur dans les grandes lignes du sujet traité; assurément,
il n'entre pas dans notre pensée de faire nôtres toutes les
idées de Salmon, non plus que d'admettre sans bénéfice
d'inventaire quelques-unes de ses assertions; cependant,
il faut reconnaître que, au milieu des idées très diverses
et un peu confuses qui s'agitaient en 1807, sa théorie
constitue un pas en avant, marque un point de départ.
Cette théorie fut mise en pratique en France, dès 1814,
par J.-J. Wickham; et nous verrons dans le chapitre
suivant quels développements ce mécanicien habile sut en
tirer.

CHAPITRE III

EXPOSÉ DES TRANSFORMATIONS DU BANDAGE ANGLAIS
AU COURS DU SIÈCLE

John-Johnson Wickham était un ouvrier mécanicien de la maison Salmon, Ody et Cie, de Londres. Il vint s'établir à Paris, en 1814, commandité par M. Ody, son ancien patron et son parent. Après quelques fluctuations la raison sociale devint décidément, en 1823, Wickham et Hart; ce dernier n'en fut que le commanditaire M. Wickham conservant seul la gestion et la responsabilité de la maison jusqu'en 1850, date de sa mort. Ses fils le docteur Robert et Georges, qui le remplacèrent comme gérants, rachetèrent, en 1857, la part de Mme Hart et dirigèrent ensuite la maison jusqu'en 1880, sous la raison sociale Wickham frères. A cette date, l'aîné des frères se retira, et Georges Wickham devint le seul chef de cette industrie jusqu'à sa mort, survenue en mars 1900 (1). Il avait pris, dès 1881, le signataire de ces lignes, son fils aîné, en cours d'études médicales, comme auxiliaire, puis comme associé : son esprit et sa méthode restent notre guide.

(1) La vie de méthodique travail et de volonté persévérante du philanthrope aux larges vues que fut Georges Wickham mérite d'être raconté avec détails; mais ce récit, n'étant pas à sa place en ce bas de page, fera l'objet d'une publication spéciale. Il nous sera permis de rappeler seulement qu'en 1845, à quatorze ans, G. Wickham faisait déjà sa journée complète d'ouvrier mécanicien chez son père et qu'il est tombé au champ d'honneur à son cabinet d'application, après cinquante-cinq ans de travail professionnel jamais interrompu.

Les quelques détails que no   venons de donner pourraient paraître n'avoir qu'un rapport lointain avec l'histoire du bandage anglais, si la vie des Wickham n'était pas — de père en fils — l'histoire même du bandage anglais, à ce point que le bandage de Salmon est appelé par nombre de praticiens « bandage Wickham ».

C'est qu'en effet J.-J. Wickham sut imprimer son génie d'inventeur à la fois tenace et pratique sur l'œuvre de Salmon. Il la vulgarisa et la modifia avec succès dans toutes ses parties, tout en respectant inébranlablement le principe qui lui donna naissance.

Nous avons vu que le bandage de Salmon comportait un ressort, une pelote herniaire et un point d'appui postérieur sur un même plan; pas de sous-cuisse, pas de ceinture complétant l'arc de cercle formé par le ressort, mais quelquefois une ceinture large coulissant dans le ressort et venant se fixer comme une ceinture de gymnastique à la hanche opposée. Salmon avait la prétention d'assurer la réduction et la contention de toutes les hernies par ces moyens inflexibles et invariables. Tout de suite Wickham vit l'inutilité et la gêne de la ceinture à la taille; il la supprima, et ce n'est que vers 1824 qu'il la remplaça, dans les cas où elle aurait pu rendre des services, par une bande étroite et flottante partant de la pelote du dos et venant, par la hanche même du côté malade, se fixer au centre de la pelote herniaire.

Ressort inguinal (fig. 10). — Le ressort de 1807 se faisait uniquement sur une largeur de 5/8 de pouce anglais, — soit 16 millimètres, — largeur démesurée qui entraînait une grande largeur de la coulisse, du fourreau, etc., en résumé une fabrication très matérielle; en 1821, on se

contente d'une largeur de 1/2 pouce — soit 11 millimètres — puis, après quelques essais de ressorts demi-
jonc, plats sur la face interne, ronds sur la face externe,
auxquels il fallut renoncer par suite du prix de revient
trop élevé, on se décide en 1851, d'une part, à supprimer
les ressorts 5/8, d'autre part, à fabriquer des ressorts dits

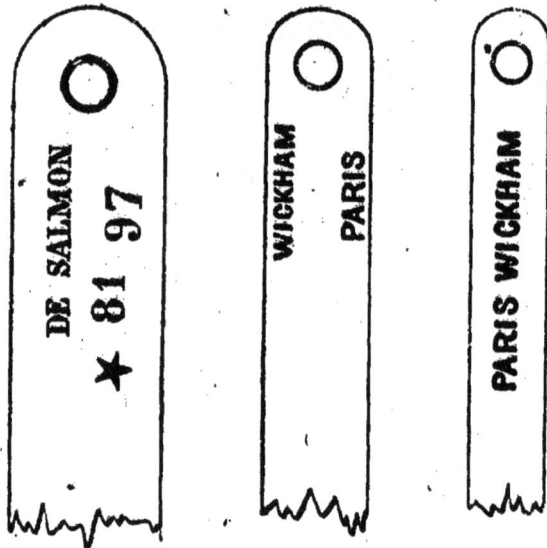

Fig. 10. — Ressorts du bandage anglais. Grandeur naturelle.
1807. — 1821. — 1851.

« imperceptibles » de 7 millimètres de large seulement.
En plus de la diminution du poids du ressort lui-même,
on obtenait ainsi une diminution de volume de tous les
autres organes du bandage.

Ressort à vis de pression. — On se souvient que
Salmon voulait que le malade pût à son gré modifier la
pression du ressort en ajoutant ou en supprimant un et
même deux ressorts additionnels au ressort principal du
bandage. Tout en étant assez rapide, ce procédé avait
l'inconvénient d'augmenter le poids de l'appareil du

poids et du volume de ces deux ressorts et de nécessiter
une manœuvre encore assez délicate. J.-J. Wickham crut
pouvoir faire mieux en interposant sur la longueur du
ressort (fig. 11) une charnière munie d'une vis de pression;
cette vis a pour but, en augmentant ou en diminuant
l'écartement des extrémités du ressort, de diminuer ou
d'augmenter sa force utile. En effet, si les extrémités se
rapprochant l'une de l'autre ont une course plus grande à
franchir pour atteindre l'ouverture du corps, il est évident
que la force du ressort sera augmentée d'une quantité

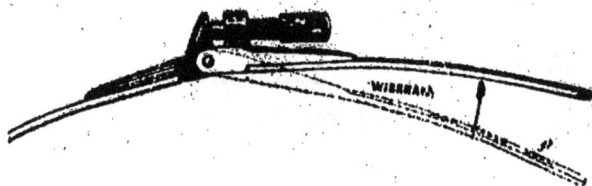

Fig. 11. — Ressort à vis de pression. — 1830.

facile à calculer. D'autre part, si les deux branches sont
ouvertes de manière à atteindre presque l'ouverture du
bassin, il s'ensuit que la force active du ressort en est
diminuée et peut même être annulée. Si cette vis de pression se trouve disposée sur le ressort en une place qui
permette les changements d'ouverture de la pince sans
toucher à la forme générale du ressort, le problème sera
résolu qui consiste à donner au médecin ou au malade,
avec une diminution de poids de l'appareil, une plus
grande latitude dans la puissance du ressort, plus de
rapidité et plus de simplicité pour pratiquer les changements désirables. C'est ce qui fut réalisé, en 1830, par le
ressort mécanique, embryon du ressort à vis de pression
à butoir inventé l'année suivante. Cinquante ans plus
tard, nous cherchâmes à alléger encore le mécanisme de

cette charnière, en remplaçant le buttoir par un écro
mais nous dûmes reconnaître, en 1884, que cette v
bonne pour les pressions moyennes ou légères, n'offr
pas assez de solidité pour les forts ressorts, et no
revînmes pour ceux-ci à l'ancien système amélioré p
quelques dispositions accessoires. Dès son origine,
1831, le lieu d'élection de la vis de pression sur le ress
fut choisi au niveau de l'anneau inguinal sain. Cet
place n'a pas varié depuis lors; quelques fabricants o
imité la vis de pression de Wickham et — dans le
inconscience du principe qui préside au fonctionneme
du bandage anglais — lui ont donné une positi
telle qu'il en a été complètement dénaturé. L'expérien
nous a montré, au contraire, que si un mécanisr
peut être interposé sur le ressort, c'est à la pla
choisie par Wickham que ce doit être fait, à haute
du sillon plus ou moins profond du pli de l'aine,
pas ailleurs. Dans le ressort à buttoir, la vis est mise
œuvre par une cheville en acier indépendante de l'app
reil; dans le ressort à écrou, elle est actionnée par u
clef analogue, en plus petit, aux clefs de pendule. Da
les deux cas, le poids du ressort est très sensibleme
moindre que celui du ressort à un ou deux suppléme
taires et le changement de pression plus rapide : l'ava
tage est donc bien réel.

Ce mécanisme a été adapté exclusivement au ress
1/2 pouce; il est inapplicable au ressort imperceptib
trop étroit pour admettre sans risque aucune articul
tion; il était inutile pour le ressort 5/8, dont on cherch
à se débarrasser.

Nous pouvons ici ouvrir une parenthèse pour di
que le roi Louis-Philippe, affligé de hernies inguinal

doubles volumineuses, a employé tout le long de son règne les ressorts à vis de pression de J.-J. Wickham et s'en est bien trouvé.

Ressort à l'abri de l'oxydation. — Pour terminer l'histoire du ressort inguinal, il nous reste à décrire les modifications des ressorts destinés à subir l'action de l'eau ou d'une transpiration abondante. Au début du siècle, on se contentait de recouvrir le brayer tout entier de couches successives d'un mélange siccatif : caoutchouc, huile de lin, tresse de fil ou de soie, savamment et lentement préparées. Mais si le ressort était en effet efficacement préservé de l'oxydation de l'eau et de son action nocive, d'autre part les qualités de la trempe en étaient fortement altérées. De plus, ainsi construit, c'est un appareil très sale, dur, en somme peu engageant. Possible à la rigueur avec le brayer tout d'une pièce, ce système de bandage en gomme était impraticable avec le bandage anglais mobile et à pièces interchangeables. Il fallait trouver autre chose pour répondre aux cas, plus nombreux chaque jour, où la nécessité d'un exercice aussi salutaire que la natation par exemple ou l'obligation d'un travail pénible sous une température très élevée — tel que celui du boulanger, du forgeron ou du chauffeur — rendaient plus nécessaire l'usage d'un appareil d'une solidité et d'une efficacité à toute épreuve. C'est pour répondre à ces besoins qu'après un essai d'étamage, qu'il fut obligé d'abandonner parce que le bain faisait tort à la trempe et était une cause de rupture, Wickham eut l'idée, en 1845, de recouvrir simplement le ressort et les plaques de son bandage d'un vernis spécial, puis de composer ses coussins de crin, de caoutchouc et de coutil, au lieu de laine et de peau ; et, par ce moyen, il obtint un bandage de la sûreté duquel il pouvait répondre, tout en lui conservant la souplesse qui fait la supériorité du bandage anglais courant.

Le nickelage du ressort est également à recommander : ce procédé a le défaut d'être plus dur à porter et, par le meulage qui le précède, de diminuer l'épaisseur et par suite la force du ressort d'une quantité variable, donc incertaine. Il a l'avantage d'être très propre, de supprimer la gaine du ressort et d'avoir une plus longue durée.

Quelques années plus tard, en 1855, les bandages des tout jeunes enfants, que l'on se contentait jusqu'alors de recouvrir sommairement de taffetas gommé, furent construits avec les mêmes procédés, sauf qu'on se servit de laine au lieu de crin pour l'intérieur des coussins, afin de ménager, autant que possible, la pression, déjà réduite au minimum, sur le corps si fragile des bébés au maillot. Et, dans ce cas, le ressort, au lieu de se terminer en arrière par une pelote, se prolonge de quelques centimètres en forme de queue et ne prend pas ainsi son point d'appui sur une surface du squelette en formation par trop restreinte. Cette même forme a été adoptée à la même époque pour les bandages ombilicaux des bébés du premier âge.

A partir de l'âge de deux ans, cette forme n'a plus sa raison d'être et le modèle des ressorts destinés aux adultes fut conservé pour les enfants, avec une épaisseur d'acier moindre, la force à réaliser étant bien inférieure.

Mentionnons en outre qu'en 1872 le ressort destiné à faciliter la migration testiculaire, qui est en relation si intime avec la présence de la hernie inguinale, fut coudé à la manière du ressort crural, afin de permettre de suivre les mouvements de descente de l'organe sans déplacer le point d'appui.

Ressort crural. — En analysant l'œuvre de Salmon, nous avons mis en lumière ce qui concernait exclusivement le bandage inguinal « côté opposé », en laissant volontairement dans l'ombre quelques considérations sur le bandage ombilical et sur la manière rationnelle dont

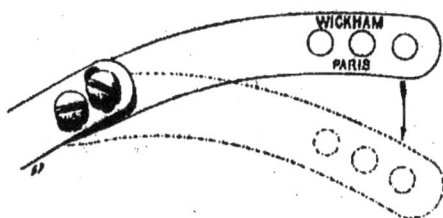

Fig. 12. — Ressort crural. — 1824.

devrait être construit le bandage du même côté. Il est à remarquer que, dans sa brochure, il n'y a pas une ligne concernant le bandage crural et nous devons croire ou que Salmon ignorait la hernie crurale ou plutôt qu'il la traitait par le bandage de même côté, réunissant les qualités de liberté autour de la hanche et de souplesse que ne saurait avoir le brayer. Quoi qu'il en soit, nous voyons, en 1824, Wickham inventer un ressort spécial à la hernie crurale (fig. 12), le munir d'une pelote dorsale identique à celle du bandage inguinal, d'une pelote herniaire spéciale que nous décrirons plus loin, d'une demi-ceinture de rappel et enfin d'un sous-cuisse indispensable, puisque, sans son adjonction, le bandage, à chaque projection de la cuisse en avant, basculerait en haut et en dedans vers la région inguinale; il constitua ainsi de toutes pièces un appareil particulier dans lequel le ressort contourne la hanche du même côté jusqu'au moment d'arriver au contact avec la ligne du pli de l'aine. La première partie, le grand bout de ce ressort, se termine en cet endroit par un léger épanouissement en arc de cercle, muni de trous, sur lequel vient s'ajuster, au moyen d'une vis, un petit ressort en forme de doigt coudé, permettant d'aller chercher le centre de l'anneau crural aussi loin et aussi bas qu'il est nécessaire.

Burat, quelques années plus tard, imita servilement ce procédé et l'appliqua à tous ses bandages, qu'ils fussent inguinaux, simples ou doubles, ou cruraux; mais, après avoir monté son ressort coudé sur un pivot, il fixait ce pivot rigide sur la pelote au moyen d'une double vis; il obtenait ainsi un bandage du même côté, à pièces interchangeables, mais sans mobilité, partant n'ayant pas la souplesse nécessaire, alors que son bandage, plus écarté du corps que le brayer, aurait dû avoir d'autant plus de mobilité qu'il était plus sujet aux déplacements de cause extérieure. Il cherchait par son procédé à concilier les deux systèmes en présence, prenant à l'un son point d'appui dorsal, son centre de pression, son écartement du corps; à l'autre, l'union indissoluble entre le ressort et la pelote herniaire et la direction de son ressort; mais il ne réussit à réaliser qu'un appareil hybride qui ne contentait d'aucune manière les partisans de l'un ou de l'autre système, tout en se tenant toutefois plus rapproché du bandage anglais; aussi son appareil n'eut-il qu'une vogue très éphémère.

A la même date où fut créé le ressort imperceptible inguinal, le ressort crural imperceptible prit naissance; mais, comme il ne pouvait être question d'interposer un mécanisme quelconque sur une surface aussi étroite, il fallut se contenter de couder le ressort avant la trempe pour lui donner la direction moyenne de la hernie crurale. Ce procédé, suffisant pour les cas moyens, nous donne moins de satisfaction pour les cas graves que le ressort 1/2 pouce en deux parties. Aussi est-ce à ce dernier que nous avons recours dans les cas de grosses hernies filant le long du couturier, qu'il s'agit de reprendre non pas à l'anneau crural, mais à 5, 6, 10 ou même 12 centimètres plus bas.

Ressort ombilical. — En ce qui concerne le ressort du bandage ombilical, nous n'avons qu'une seule modification à signaler qui lui soit propre, la question de largeur du ressort ayant été résolue en même temps et de la même manière que pour les précédentes hernies. En 1814, le bandage ombilical ne comportait qu'un seul ressort passant indifféremment à gauche ou à droite, pour des motifs de convenance personnelle, fixé en avant et en arrière à des pelotes de formes diverses (que nous retrouverons plus loin), par des vis à collet suffisamment haut pour assurer le libre jeu du ressort et la liberté des mouvements du corps. Le tour du corps était complété par une large ceinture venant plaquer autour du flanc opposé (dans le but de ramener le ressort à un écartement convenable), et s'attacher par deux pattes en haut et en bas de la pelote herniaire. Ainsi construit, le bandage ne répondait pas tout à fait aux principes de Salmon ; aussi, vers 1855, les frères Wickham mirent en fabrication le bandage ombilical que nous retrouvons actuellement en usage. C'est une double pince constituée par deux ressorts passant à bonne distance à gauche et à droite du corps, venant exercer une action commune au centre même de la pelote herniaire, auquel il sont reliés par une charnière en deux pièces s'emboîta exactement l'une sur l'autre; en arrière, les ressorts ont leur point d'appui délimité chacun par une petite pelote mobile et sont reliés entre eux par une bande de rappel. Nous avons constaté dans ces dernières années qu'il y avait avantage, pour certains cas déterminés, à employer des charnières fixes; d'autre part, la construction des charnières a été l'objet de quelques remaniements destinés à leur donner le maximum de solidité compatible avec la légèreté nécessaire, et nous sommes ainsi parvenus à donner à l'appareil une action certaine sous une gêne sensiblement moindre pour le hernieux. Aussi le bandage ombilical à une seule branche est-il rapidement tombé en désuétude.

Pour les enfants, chez lesquels la hernie ombilicale est si fréquente, le même appareil fut employé presque tout de suite sur un modèle réduit en proportion et nous avons la satisfaction de voir notre procédé gagner du terrain sur les anciens errements qui consistent à contenir la hernie ombilicale au moyen d'une ceinture tout en caoutchouc, prenant le ventre tout entier de l'enfant et munie à son centre d'une boule gonflée d'air ou d'eau, ceinture dont les moindres défauts sont la très grande difficulté qu'il y a à se rendre compte de l'action de la boule sur la hernie, sous cette large surface, et la compression de tout l'abdomen, au détriment du développement général de l'enfant.

Fourreau. — La gaine des ressorts fut tout d'abord un fourreau de peau simple; en 1827, on commença la fabrication des fourreaux doublés de laine à l'intérieur pour donner plus de moelleux à l'appareil; aujourd'hui, les besoins d'une sage hygiène allant en progressant, nous sommes tenus de recouvrir souvent ces premières gaines de fourreaux de toile qui peuvent être changés, nettoyés à frais insignifiants, et qui procurent au porteur une augmentation de bien-être très appréciable.

C'est depuis la même époque — 1880 environ — que s'emploient couramment comme garniture fine le veau lisse et la peau d'agneau qui recouvrent tous les appareils de notre vitrine (1) en 1900. Cette peau, plus fragile que les peaux chamoisées, est infiniment plus douce en même temps que plus agréable à l'œil (ce qui n'est pas à dédaigner) et contribue pour sa part au perfectionnement du bandage.

Pelote de dos. Point d'appui. — La pelote de dos n'eut pas, au cours du siècle, à subir de bien nombreuses transformations. Nous la trouvons, en 1814, composée d'une plaque ronde en métal, percée à son centre d'un teton muni d'un pas de vis et matelassée du mieux que l'on pouvait. Jusque vers 1880, s'il y eut d'autres formes pour le bandage inguinal simple, ce ne fut que par occasion et pour répondre à des cas très spéciaux, sans grand intérêt au point de vue des modifications d'ensemble subies par l'appareil. A cette date, Georges Wickham, pour augmenter à la fois la fixité du point d'appui et la tolérance de la pression, imagina de river la plaque ronde sur un cuir en forme de 8 de chiffre, analogue à celle de la pelote de dos du bandage double, et de recouvrir cette plaque d'un ensemble de laines superposées donnant une surface double à peu près en largeur et un volume moindre de moitié en épaisseur que la pelote ronde pri-

(1) Classe 16, Palais des sciences appliquées, Champ-de-Mars.

mitive. Le résultat de cette modification fut si nettement
favorable que presque aussitôt les pelotes de dos pour les
bandages doubles furent agencées sur un cuir identique
et les laines furent cousues de même, de façon à répartir
la pression d'une manière très uniforme. La tendance
actuelle est de suivre de plus en plus exactement la
forme générale du sacrum, de manière à déterminer pour
les sujets maigres, à échine saillante, une véritable
gouttière au centre de la pelote de dos et dégager ainsi
entièrement la colonne vertébrale de tout contact pénible.

La pelote ronde est toujours la plus généralement
employée; la pelote longue, unie, n'est qu'une forme
accessoire dont il faut user avec discernement, selon la
coupe du bassin et la sensibilité du malade. La pelote
longue eut aussi l'avantage de diminuer le nombre des
cas où il est nécessaire de soutenir le point d'appui. Il y a
des bassins, en effet, dont le sacrum, fuyant en quelque
sorte, décrit une courbe à convexité postérieure telle que
la pelote de dos, ne rencontrant aucun point d'appui où
se prendre et abandonnée à elle-même, glisserait sans
arrêt jusqu'au bas des fesses. A ceux-là, Salmon ajustait
la ceinture à la taille coulissant dans le ressort au niveau
de la hanche; J.-J. Wickham adaptait une bretelle, bri-
cole simple ou double, qui, fixée par la même vis qui unit
le ressort à la pelote de dos, contournait les épaules et
laissait ainsi à la pelote herniaire toute son indépendance.
En 1844, il remplaça cette bretelle encombrante par une
ceinture étroite venant se boucler à la taille, mais qui, au
lieu d'être fixée au ressort à la hanche, comme le voulait
Salmon, partait de la pelote de dos même et agissait
ainsi plus directement sur le point à soutenir.

Pelote herniaire. — Il nous reste, pour terminer l'étude chronologique des transformations du bandage anglais, à examiner les différentes phases de la pelote herniaire, et ici le sujet est assez vaste pour qu'il soit nécessaire d'établir une classification secondaire. Nous étudierons donc successivement la pelote inguinale chez l'adulte et chez l'enfant, la pelote crurale, la pelote ombilicale.

Pelote inguinale (voir fig. 28). — Elle eut, à son origine, la forme d'une ellipse régulière ; elle comprend une *plaque* surmontée d'un *pivot* mobile dans tous les sens et un *coussin* agencé de telle sorte qu'il est possible de le retirer de la plaque et de le remplacer par un autre quand le malade le considère comme insuffisamment rembourré, déformé ou désagréable à porter par suite de la respiration cutanée. Cette pelote type a traversé le siècle, intacte dans sa forme et dans les éléments qui la composent, et nous l'employons encore couramment aujourd'hui, mais mieux finie dans toutes ses parties, la coulisse plus légère et mieux polie, le coussin mieux cousu et composé d'étoffes et de lainages moins grossiers. Seulement, tandis que Salmon prétendait être en mesure de répondre à tous les besoins avec sa pelote elliptique, il a été reconnu qu'il y avait place, à côté d'elle, pour un certain nombre de formes moins théoriques se rapprochant davantage de la forme même de l'anneau à oblitérer. C'est ainsi que nous voyons, en 1822, J.-J. Wickham inventer une *plaque* (fig. 13) dite *anglo,* en bois ; cette plaque avait pour but de maintenir les hernies qu'il fallait aller chercher très profondément à l'anneau interne. Elle n'eut pas de contours mathématiques, et se fit plus ou moins ronde ou

ovale, quelquefois très étroite et très allongée. La coulisse en cuivre qui la rattachait au ressort avait une
queue en cuivre également, terminée par un anneau qui
pénétrait dans un trou fait au centre de la plaque; cet

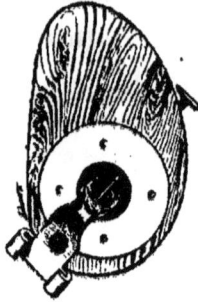

anneau était traversé, en même temps
que la plaque elle-même, en entier,
par une longue pointe. La coulisse
donnait à la plaque une mobilité
extrême; de plus, elle avait une
direction gauche ou droite et il suffisait de la changer pour intervertir
l'utilisation de la pelote. En 1840,
on sentit le besoin de donner plus
d'assiette à la plaque pivot, et la
boule devint cylindrique, de manière à ne plus permettre que les mouvements de latéralité du ressort,
sans déplacement du plan vertical de la plaque. On se
trouva bien de ce procédé et, en 1845, les pelotes anglo
furent montées de même; il fallut créer en conséquence tout un stock de pelotes côté droit et côté gauche,
puisqu'on ne pouvait plus séparer immédiatement la
plaque de sa coulisse.

Fig. 13. — Plaque anglo, 1822.

Ces pelotes anglo avaient un grand défaut : elles
étaient dures, malgré toute l'ingéniosité mise à les mate-
lasser; elles étaient lourdes et matérielles; aussi, dès
avant 1860, Georges Wickham renonça à le   brication
et les remplaça par la *pelote coquille*. Entre temps, mais
pendant quelques années seulement, vers 1842, on fixa
aux pelotes anglo, pour la contention des grosses hernies, trois petits ressorts à la partie supérieure, trois ou
quatre à la partie inférieure, to   donner de
fortes dimensions à la plaque et e   .mps atténuer

la violence de la pression à laquelle on était obligé de recourir. Le résultat ne fut pas des plus avantageux et c'est à la suite de ces essais que parurent la plaque triangulaire en 1850 et ses dérivés, la *plaque mécanique à inclinaison* en 1857 et la *plaque à brisure* en 1862.

J.-J. Wickham, en même temps qu'il trouvait la plaque anglo pour les hernies profondes, cherchait le moyen de déplacer le centre d'action de la plaque sans changer la position du ressort. Cette question avait son intérêt; il

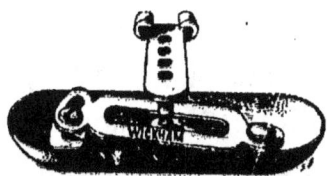

Fig. 14. — Plaque à briquet. 1825.

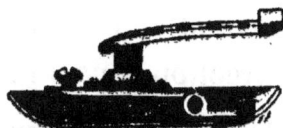

Fig. 15. — Profil de la plaque à charnière. — 1833.

peut arriver, en effet, que la résultante des forces de la poussée herniaire ne suit pas toujours le même axe pour des causes diverses. C'est pour répondre à cette nécessité que fut créée la *pelote* dite à *briquet* (fig. 14), en 1825. Cette plaque, de forme elliptique et emboutie comme la plaque pivot, présentait dans son creux un cercle en acier vissé par ses deux extrémités à la plaque et dans lequel était imbriquée la coulisse. En dévissant le briquet de un ou deux tours, on dégageait la coulisse, qui était remontée ou abaissée à volonté, mais toujours dans le même plan. Il suffisait de serrer de nouveau à fond les vis des extrémités pour fixer la coulisse dans sa position nouvelle.

Quelques années plus tard, J.-J. Wickham, se rendant compte que par ce procédé il arrivait quelquefois à la plaque de porter inutilement sur une région donnée, soit en haut, soit en bas, voulut avoir la possibilité de changer le plan par lequel la plaque vient faire opposition à la hernie dans le but de maintenir la plaque perpendiculaire à celle-ci et de lui conserver sa surface entière pour champ d'action; ce fut l'origine de la *plaque à charnière* (fig. 15), en 1833. Cette plaque, ayant la forme extérieure de la plaque pivot ordinaire, contient au fond de sa cuvette et sur un plan parallèle un couvercle en cuivre à charnière soudé d'un côté et percé de l'autre d'un trou au travers duquel passe une vis qui vient buter contre la plaque. Selon que l'on tourne la vis dans un sens ou dans l'autre, on éloigne ou l'on rapproche le couvercle du fond de la cuvette et l'on donne aux deux plans de la plaque une direction plus ou moins oblique; il est donc loisible au mécanicien de dégager à son gré l'anneau interne et d'augmenter par contre la force de pression sur l'anneau externe.

Ces deux modèles de plaque — à briquet et à charnière — furent employés concurremment jusque vers 1854 : ils avaient tous deux l'inconvénient du poids. Georges Wickham les remplaça par la plaque mécanique à inclinaison C'est ainsi qu'à l'époque à laquelle nous sommes arrivés, 1855 à 1860, nous voyons les formes primitives se délimiter d'une manière plus rationnelle, selon le genre de hernie qu'il s'agit de maintenir. Si l'on se trouve en présence d'une hernie simple, la pelote pivot et la pelote mécanique à inclinaison seront utilisées; s'il s'agit d'une hernie profonde, on emploiera la pelote coquille; et pour combattre une grosse hernie, un oschéocèle ou une poussée intense, on se trouvera bien de la pelote à brisure et de ses dérivés.

Nous connaissons la plaque pivot à tige cylindrique; en 1851, un premier essai de plaque mécanique, ayant

au centre une petite vis agissant directement sur la boule
et la fixant dans la direction nécessaire, fut tenté; cet
essai fut infructueux, la vis manquait de solidité. Elle
ut remplacée en 1855 par la *plaque mécanique* actuelle.

Celle-ci (fig. 16) se compose de la cuvette de la plaque
pivot, au fond de laquelle est fixé, par une vis d'un côté,
par une clé de l'autre, un dessus en cuivre formant couvercle. Ce couvercle est percé à son centre d'une cavité
dans laquelle s'emboîte exactement la boule cylindrique
de la coulisse. Si, au moyen de 2 ou 3 tours de la clé, l'on

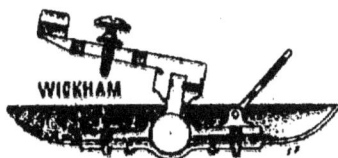

Fig. 16. — Profil de la plaque mécanique à inclinaison à pivot. — 1855.

fait adhérer intimement le couvercle à la plaque, celle-ci
est immobilisée dans un plan vertical donné, tout en
conservant, grâce à la tige qui l'unit à la coulisse, les
mouvements de va-et-vient dans ce même plan. Pour
changer le plan d'inclinaison de la plaque, il suffit de
détourner d'autant la clé et, après avoir modifié l'inclinaison avec la main à la demande, de serrer de nouveau
la clé à bloc. Ce procédé est absolument sûr, facile à
mettre en œuvre et n'augmente pas sensiblement le poids
de la plaque.

La *plaque coquille* (fig. 17) est un dérivé de la plaque
anglo ; sa forme extérieure est un peu celle d'une poire
dont la queue se trouverait dirigée vers l'épine iliaque
antéro-supérieure, la base venant s'accoler à l'os pubis,
et dont le bord supérieur présenterait une légère concavité regardant l'abdomen afin de mieux épouser le contour

4

du bas-ventre; elle a l'inconvénient d'être à destination unique, gauche ou droite, et pour un bandage simple ou double; elle a l'avantage de prendre beaucoup mieux la forme de la région. A son origine, en 1860, elle fut plate;

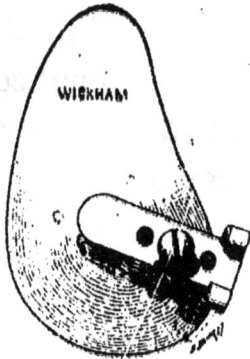

Fig. 17.
Plaque coquille. — 1860.

la tige traverse entièrement la plaque et vient s'y fixer au moyen d'une rivure et d'une contre-rivure; un ergot, placé sur le côté de la tige, limite son mouvement à un quart de cercle, ce qui est un jeu suffisant pour les mouvements de latéralité du ressort, et, d'autre part, la plaque ayant un haut et un bas, plus de jeu serait au moins inutile. Dix ans plus tard, vers 1870, G. Wickham, tout en conservant cette plaque, lui donna un emboutissage de un centimètre destiné à être employé pour les cas de hernies profondes; puis, en 1882, il profita de cet embouti pour y loger le mécanisme de la plaque ovale à inclinaison; pendant quelques années même, nous fabriquâmes des pelotes coquilles plates avec la clé d'inclinaison; mais ce modèle avait le défaut d'être trop apparent, trop volumineux, et nous dûmes y renoncer pour porter tous nos efforts, vers 1890, sur la hauteur des tiges de plaques.

La *plaque à brisure* actuelle subit un bien plus grand nombre de transformations; nous la voyons apparaître tout d'abord en 1842 sous forme de *plaque à bec* de corbin, ayant une sorte de nez avançant vers la ligne médiane, son bord inférieur plus ou moins échancré dans le but de dégager le cordon spermatique. En 1850, cet évidement se comble et la plaque prend une forme triangulaire à angles arrondis, les angles aigus supérieur et inférieur presque égaux, l'angle interne presque droit, la ligne de l'hypoténuse se confondant avec la ligne du pli de l'aine. Dans cette plaque, la tige occupe le centre exact de la surface, de même que dans la *plaque triangulaire à inclinaison* mise en œuvre en 1857, dans laquelle un engrenage par double écrou (fig. 18) permet de modifier le plan de pression dans sa totalité. Cette plaque nous rend des services, mais nous lui croyons, tant au point de vue du mécanisme qu'au point de vue de son efficacité, une valeur inférieure à celle de la *plaque à brisure* (fig. 19), inventée en 1862 par G. Wickham.

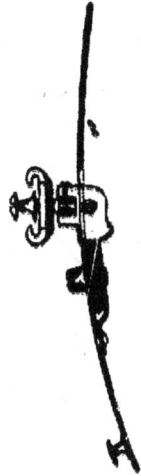

Fig. 18. — Coupe de la plaque triangulaire à inclinaison. — 1857.

La plaque à brisure conserve la forme extérieure de la plaque triangulaire, mais la tige de la coulisse se trouve reportée à quelques millimètres au-dessus du point de centre de la plaque, afin de permettre la section de cette plaque en deux parties égales, supérieure et inférieure. Sur la partie inférieure, dans un lieu symétrique à celui de la coulisse, est insérée une vis à tête carrée qui traverse la plaque, vient former écrou et s'engrener sur une patte à dents ajustée sur l'écrou lui-même. Cette patte est elle-même rivée à la fois à la plaque supérieure et à la tige de la coulisse. Ainsi montée, la plaque à brisure, à la fois très solide, très légère et très souple, prend la forme d'une main demi-fléchie, à pression constante dans sa partie supérieure, à pression variable dans sa partie inférieure; elle nous rend les plus grands services, nous permettant d'employer une force moindre de ressort dans certains cas, d'épouser absolument la forme de certains pubis maigres et osseux, de refouler définitivement la dernière vague d'une poussée herniaire excessive et occasionnelle; en un mot, elle se plie à tous les besoins et nous pouvons affirmer que *le bandage* (fig. 20) *construit à l'aide du ressort à vis de pression et de la plaque à brisure permet au médecin de campagne, au hernieux éloigné de tout centre de fabrication herniaire, de*

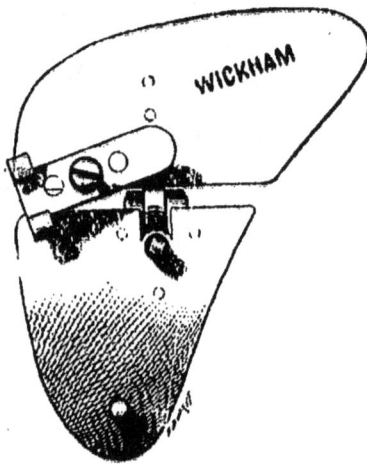

Fig. 19. — Plaque à brisure. — 1862.

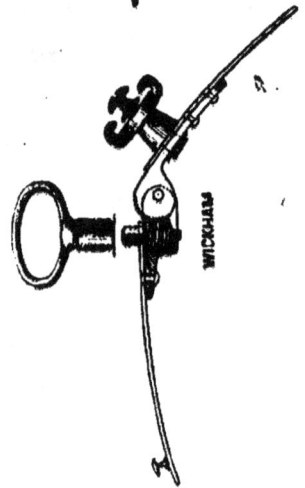

Fig. 19 *bis*. — Coupe de cette plaque.

modifier son appareil, au moyen d'une simple clé, analogue aux clés de pendule, et de lui faire rendre ainsi le maximum de services à un prix minimum de fatigue et de gêne.

Aussi considérons-nous cette plaque comme définitive dans sa structure; les quelques modifications qu'elle a subies dans la suite ne sont que des transformations qui n'intéressent qu'un nombre assez restreint de hernies. C'est ainsi que nous voyons en 1885 la partie supérieure s'élargir en renflement, en bosse de polichinelle pour les ventres à parois flasques et molles dont les tissus se laissent indéfiniment distendre à la moindre sollicitation. Déjà, en 1865, la partie inférieure de la plaque se prolonge de quelques centimètres afin d'augmenter la longueur de la plaque pour les très fortes hernies; puis, comme l'on s'aperçut que cette forme prolongée avait quelquefois l'inconvénient de déterminer un pincement de la peau par son bord inférieur, on y remédia

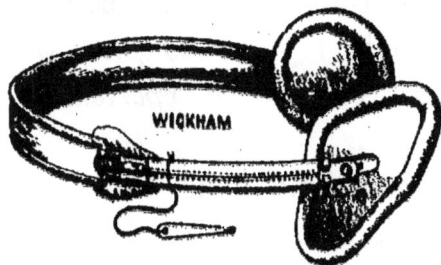

Fig. 20. — Bandage inguinal simple à ressort à vis de pression, à pelote, à brisure pour le côté gauche.

l'année suivante en prolongeant les laines du coussin au delà de la plaque, de manière à constituer un sous-cuisse adhérent à la plaque, présentant une certaine analogie extérieure avec la pelote anatomique du brayer, mais en différant radicalement quant à son but, qui est d'éviter les pincements cutanés et non d'augmenter la puissance d'action du ressort, et quant à sa composition, dans laquelle entre la totalité des couches de laine de la pelote successivement évidées et non plus un mince ruban d'autant plus coupant à l'entre-cuisse qu'il est plus étroit.

Dans cette étude des pelotes, nous avons considéré presque exclusivement la plaque, qui forme en effet la base, l'ossature de la pelote; la composition du coussin a bien son importance, si l'on en juge par les quelques mots qui précèdent; mais ici il nous est impossible d'établir des catégories : nous avons vu les efforts de J.-J. Wickham pour rendre plus moelleux, moins gênant le contact des ressorts et des plaques, mais ces efforts ne sont pas susceptibles d'être analysés et groupés ; c'est un peu plus de laine dans un cas, un peu moins dans cet autre, les points piqués plus ou moins serrés, une épine osseuse particulièrement saillante à laquelle il faut ménager une sorte de loge, etc., etc. Tous ces faits ne comportent qu'une règle poursuivie sans trêve, au cours du siècle, par le bandage anglais : *faire le plus souple possible, et c'est là affaire de pratique, d'expérience et de doigté personnel.*

Pour terminer ce que nous avons à dire des pelotes inguinales, il nous reste à parler d'une plaque d'apparition toute récente, créée pour répondre à un besoin nouveau. Nous voulons parler de la plaque en usage après la cure chirurgicale des hernies. Cette opération, que les chirurgiens du début du siècle n'abordaient qu'à regret et en dernière analyse, ne remonte guère qu'à une douzaine d'années. Elle ne nécessite qu'une pelote toute simple, absolument plate, dont l'office consiste à soutenir la paroi abdominale au-dessus de la cicatrice ; elle a généralement la forme d'un ovale parfait ; elle est montée sur une tige basse à boule cylindrique et n'offre aucun mécanisme particulier susceptible de retenir l'attention.

Pelotes chez l'enfant. — L'étude des bandages herniaires chez les enfants nous montre les mêmes modèles de pelotes que chez les adultes, employés sous des dimensions restreintes et très simplifiés comme mécanisme. Ainsi ni la pelote mécanique à inclinaison, ni la pelote à brisure ne furent jamais en usage. La pelote pivot, la pelote coquille, sur un modèle des plus réduits dont on peut

voir des spécimens dans les collections de la Faculté et à
notre vitrine de l'Exposition centennale, puis, en 1842, la
pelote à bec de corbin, et enfin, en 1851, la pelote triangulaire suffisent largement à tous les besoins. Il nous faut
seulement relater la transformation de la pelote à bec en
pelote en fourche utilisée chez les enfants dont une migration testiculaire incomplète vient se greffer sur la présence
d'une hernie inguinale. Cette disposition, si fréquente
pourtant, ne fut reconnue qu'assez tard, et l'on ne se réso-
lut à y porter remède par un appareil
spécial qu'en 1872. La plaque à bec
fut alors modifiée (fig. 21) de manière à présenter deux branches égales
à extrémité libre inférieure s'écartant
l'une de l'autre comme deux doigts
de la main; puis sur la branche interne on interposa une petite vis qui
permit de l'écarter ou de la rapprocher de la branche externe, de manière à suivre le testicule dans sa
descente, ou au contraire à lui lais-

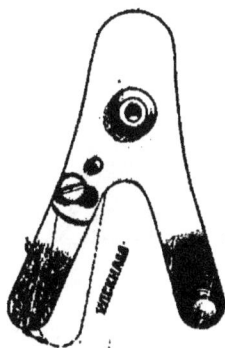

Fig. 21. — Plaque tes-
ticulaire en fourche,
à branche interne
variable. — 1872.

ser plus de liberté en cas d'intolérance douloureuse et
momentanée de cette action à distance. Cette plaque rend
de tels services et transforme si nettement et si sûrement
la position vicieuse ou simplement retardée du testicule
que l'on est réduit à se demander pour quel motif un
certain nombre de praticiens considèrent encore la migration testiculaire tardive comme d'un intérêt insuffisant
pour justifier un appareil quelconque. Il convient d'a-
jouter aussi que cette particularité de l'incomplète descente du testicule passe très souvent inaperçue des
mamans qui ne soupçonnent pas le retentissement pos-

sible qui peut en résulter à longue échéance et r
prennent pas conseil du médecin à cette occasion.

Pelote crurale. — La pelote crurale, de par sa destin
tion, n'a pas eu à subir de nombreuses transformation.
l'anneau qu'elle doit obturer, de nature fibreuse, ne pe

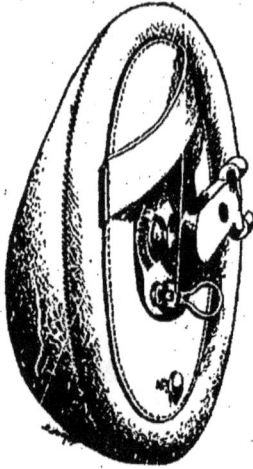

se dilater comme l'anneau inguina
aussi à l'origine du bandage crure
en 1824, on se servit de la pelote
pivot simple, puis, en 1834, de la p
lote à briquet, que l'on fit — très
tort — un peu concave à son centr
Dès l'origine de la plaque mécaniq
à inclinaison, en 1855, on adopta d
finitivement cette forme (fig. 22)
munissant la partie inférieure de
plaque d'un petit plateau sur lequ
est rivé le bouton où doit ver
s'attacher le sous-cuisse; et aujou

Fig. 22. — Pelote mé-
canique crurale.

d'hui encore, c'est cette forme — sous ses dimensio
les plus réduites en largeur pour dégager à la fois l'a
domen et la cuisse et ne porter que juste sur le poi
herniaire et surmontée d'une tige quelquefois tr
haute dans ce même but — qui nous paraît le plus ava
tageuse.

Pelote ombilicale. — Cette plaque fut à l'origine abs
lument ronde. C'est le type de la cuirasse; de dimensi
variable, elle est en rapport avec l'ouverture hernia
plus ou moins large et avec les régions musculaires v
sines qui doivent lui fournir un plan résistant. Ce
plaque est percée à son centre d'un teton qui sert,

moyen d'une vis, à unir l'unique ressort à la plaque. Puis, selon les besoins, on la fit plus ou moins ovale, plus ou moins échancrée sur l'un des bords; l'intérêt se concentrait sur la partie centrale de la pelote, appelée aussi bouton ou renvoi. C'est ainsi que pendant quelques années, vers 1843, on ajustait sous le renvoi un ressort à boudin léger pour rendre la pression de ce bouton plus douce; mais on se rendit bientôt compte qu'il n'était pas possible d'adapter ce ressort à spirale à toutes les formes de hernies ombilicales, loin de là; on remplaça ensuite le ressort intérieur par une pelote en caoutchouc gonflée d'air ou d'eau. Nous ne croyons pas que ce procédé soit le meilleur, parce qu'il ne se prête pas suffisamment aux variétés de hernies les plus fréquentes, et nous nous contentons d'un procédé qui nécessite une certaine délicatesse de toucher et un certain tour de main de l'ouvrière, procédé consistant à réunir en couches superposées et plus ou moins serrées par des fils convenablement disposés un tissu de laine spécialement fait pour nous. Mais, pour empirique qu'il soit, ce procédé est beaucoup plus efficace et beaucoup plus doux que tous les moyens précédents.

En 1855, il fallut transformer la plaque ombilicale (fig. 23) pour lui permettre de recevoir les deux ressorts latéraux qui allaient se substituer au ressort unique du bandage primitif. A cet effet, au centre on détermina par un emboutissage convenable une légère cuvette dans laquelle vinrent se loger et tourner les deux branches, mâle et femelle, de la charnière; nous avons vu cette charnière s'unir intimement au ressort par deux ou trois vis; les deux branches de la charnière, à leur tour, sont réunies entre elles et avec la plaque sur laquelle ils pivotent à frottement, au moyen d'une

vis à collet suffisamment haut passant par leur anneau
central. Chaque demi-charnière (fig. 24) est, de plus,
munie d'une articulation placée entre l'anneau central et
la partie plate sur laquelle sont fixés les ressorts afin de

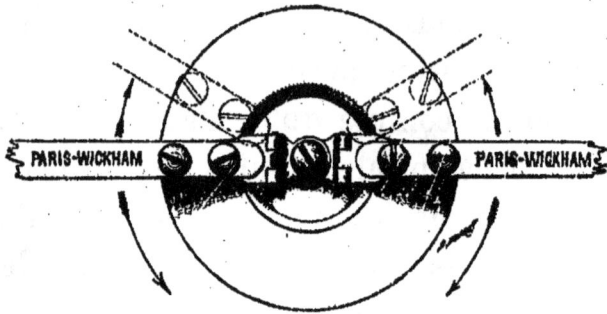

Fig. 23. — Plaque ombilicale et charnières.

permettre le redressement de ceux-ci et leur emboîte-
ment facile autour du corps. Depuis leur apparition, ces
charnières ont plusieurs fois été modifiées, non dans
leur principe, qui a été reconnu excellent, mais dans
leur fabrication que nous avons cherché à rendre à la fois

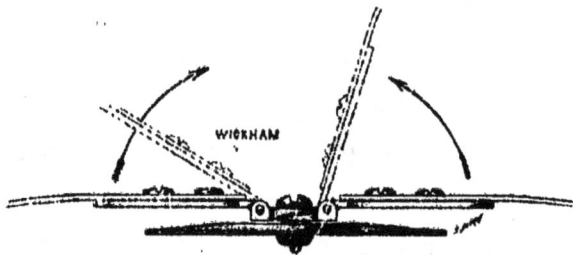

Fig. 24. — Profil de la figure 23.

plus solide et plus légère. Nous ne parlerons pas des
contours différents que peut affecter la plaque ombilicale;
la surface à protéger, à masquer, varie dans de très
grandes proportions, la plaque varie en conséquence,
mais il n'y eut pas à ce sujet de modifications d'ordre
général.

Au cours de cette étude, nous avons vu le bandage glais se transformer peu à peu et se perfectionner dans ites ses parties au prix d'un labeur de tous les jours; il nous reste plus qu'à donner dans ses détails la des-ption du bandage actuel tel qu'il est appliqué couram-nt, et à faire remarquer la tendance, chaque jour de s en plus grande, à constituer pour chaque cas un appa-l spécial, si bien que nous pouvons dire aujourd'hui e, sur cent bandages, il ne s'en fabrique pas deux com-sés d'éléments identiques, et c'est ce qui fait la supé-rité de notre fabrication.

CHAPITRE IV

DESCRIPTION DÉTAILLÉE DU BANDAGE ANGLAIS ACTUELLEME
EN USAGE.

Actuellement, le bandage anglais (fig. 25), quelle q
soit sa destination, recherche avant tout : 1° — l'*oppo*
tion; 2° — la *mobilité*.

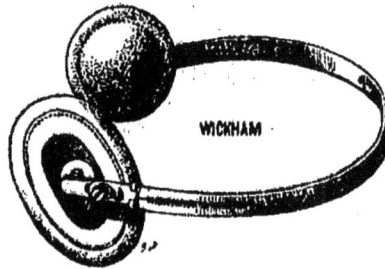

Fig. 25. — Bandage anglais, côté opposé de Wickham.

Il est composé de deux pelotes vissées aux deux ext
mités d'un ressort mobile et se faisant opposition da
un même plan, l'une destinée à former le point d'app
l'autre, plus importante — la pelote herniaire — destir
à faire obstacle au passage de l'organe hernié au trav
de l'anneau. Cette carcasse, ce squelette de banda
subit diverses modifications selon le genre de herni
combattre. Il est donc nécessaire d'étudier séparém
chacune de ces catégories, classées d'après leur ori
de sortie; et, pour rester dans notre cadre, qui est de trai
uniquement de l'appareil, nous supposerons connues

conditions anatomiques et physiologiques des différents anneaux pour considérer les divers bandages dans l'ordre suivant :

A. Bandage inguinal simple, ou d'un seul côté.

B. Bandage inguinal double, employé dans les cas de hernies des deux côtés.

C. Bandage crural.

D. Bandage ombilial.

E. Bandage chez l'enfant.

Bandage inguinal simple. — Le canal inguinal suit une direction oblique de haut en bas, d'arrière en avant et de dehors en dedans. Le flot d'impulsion qu'il s'agit de barrer, après avoir traversé l'orifice interne, le trajet interstitiel et l'orifice externe, vient buter contre l'épine du pubis et plus tard, ne trouvant pas d'obstacle, il franchit, après un changement de direction, la branche pubienne de l'os iliaque, chemine le long du cordon spermatique, tantôt en dissociant les éléments, tantôt les rejetant dans un sens variable, puis vient prendre contact avec le testicule, et même, — dans les cas les plus extrêmes, — le dépassant, entraîne le fond du scrotum jusqu'à mi-cuisse et même au delà. Ce flot d'impulsion, cette poussée herniaire peuvent être déterminée par une anse intestinale, par une lame épiploïque, ou par ces deux éléments réunis ; très rarement on trouve dans le sac herniaire d'autres organes. Quoi qu'il en soit, le bandage ne doit s'occuper du contenu du sac que dans une certaine mesure. Bien plus intéressantes sont pour lui les qualités de résistance des parois musculaires du canal ; car du plus ou moins de valeur physiologique des parois et des piliers dépendra le plus ou moins de facilité dans la contention, le plus ou moins de largeur nécessaire à la pelote herniaire.

Enfin, si nous considérons le plan contre lequel la poussée **herniaire** vient se produire, nous constaterons que ce plan prolongé forme avec le plan prolongé du sacrum un angle aigu facile à mesurer, dont le sommet se trouve au delà de la hanche du même côté que la hernie; en outre, cet angle est d'autant plus aigu que la hernie est plus développée. Le lecteur jugera par cette observation de l'intérêt des figures 4 et 5, pages 23 et 24, de la démonstration de Salmon.

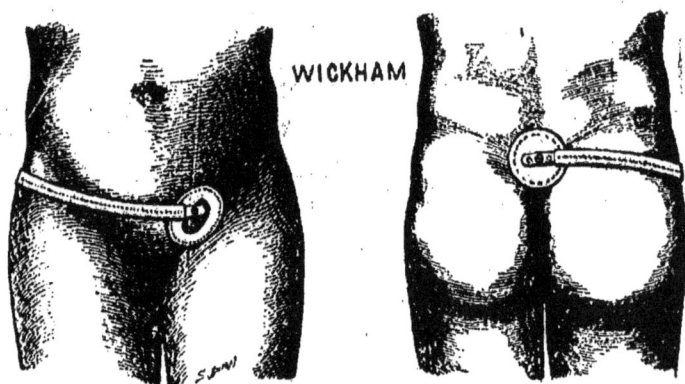

Fig. 26. — Bandage inguinal simple de Wickham appliqué pour le côté gauche, face et dos.

Partant de ces données, le ressort du bandage simple, après avoir contourné la hanche du côté opposé, doit amener son extrémité antérieure sur un plan perpendiculaire à l'axe de l'impulsion herniaire, de manière à présenter au moment du maximum de l'effort une surface toujours perpendiculaire à cet axe, et donner par suite son maximum d'action à ce moment.

Pour la construction du ressort (fig. 26), l'attention doit être retenue par quatre sections du bassin en rapport avec lui :

I. La région du point d'appui ou de la plaque de dos constituée par le sacrum.

II. Les muscles fessiers, plus ou moins développés, en saillie plus ou moins prononcée.

III. La région de l'os iliaque et spécialement le lieu d'insertion des muscles adducteurs et l'épine iliaque antéro-postérieure qui tous deux doivent être observés dans la position assise et debout et ménagés pour éviter que le ressort, portant mal à propos sur l'un de ces points, ne vienne à subir de ce fait un mouvement de bascule préjudiciable. Ce contact serait à la fois gênant ou même intolérable pour le blessé, et nuisible à l'action du ressort par la déperdition de force qui en résulterait.

IV. La région hypogastrique : cette région très importante exige une attention soutenue, parce qu'elle est essentiellement variable et mobile; la masse abdominale, non seulement est en mouvement constant du fait de la respiration, mais encore est soumise à des variations inégales dues aux digestions, à la position du sujet, qui n'occupe pas un cube identique dans la station debout ou couchée, assis à une table à écrire ou adossé à un fauteuil, en marche sur une route ou en ascension d'escalier. C'est dire qu'il serait presque impossible que le ressort ne perde pas à certains moments une partie de son action par un contact trop immédiat, s'il n'y était obvié par une disposition de la pelote dont nous parlerons tout à l'heure. De plus, en dehors de toute forme du corps, il est indispensable au bandagiste de connaître les occupations principales du patient, afin de discerner la silhouette la plus habituellement conservée, et de construire son ressort en conséquence.

Il est entendu que le ressort doit affleurer la peau, sans

toucher au squelette autrement que par son point d'appui. Le simple contact cutané ne lui fait rien perdre de sa force, puisque la peau elle-même se meut dans une certaine limite sur les couches musculaires profondes. L'application de ce principe n'est plus ensuite qu'une question de doigté professionnel.

La pelote de dos repose sur la région du point d'appui, région comprise entre les épiphyses sacrées. Il y a trois modèles de pelote de dos, suivant la forme du bassin plus ou moins cambrée : le modèle rond, classique, le plus généralement employé; le modèle long, en huit de chiffre, pour les bassins sans cambrure; et enfin cette même forme avec une gouttière au centre pour les bassins maigres, à échine saillante, n'ayant que la peau sur les os et doués par suite d'une sensibilité telle qu'une pression moyenne peut y déterminer une irritation intolérable.

Il existe encore une autre coupe de bassin que l'on rencontre assez fréquemment à l'âge où l'embonpoint se prononce et où par contre les muscles fessiers tombent; c'est une coupe uniformément plate, où le point d'appui ne trouve aucune arête où se prendre, et où il y a nécessité d'adjoindre à la pelote de dos une légère ceinture de soutien venant se boucler en avant et qui, par sa direction oblique d'arrière en avant et de bas en haut et la multiplicité de ses adhérences, fournit un point fixe très suffisant.

Le point d'appui doit être placé assez bas sur le sacrum; il est difficile d'indiquer la position précise de la pelote de dos, parce qu'elle varie avec la forme du bassin et avec la situation très variable des panicules adipeux. On peut poser toutefois la règle suivante : *la pelote de dos devra reposer exactement sur la ligne médiane et généralement à*

n ou deux travers de doigt au-dessus de la naissance du pli
nterfessier.

Cette seconde indication est moins importante, parce
ue — grâce au collet de la vis qui réunit le ressort à la
elote et qui lui permet de jouer librement sur celle-ci —
l est facile au ressort en tout état de cause d'occuper un
eul plan dans toutes ses parties.

Le ressort, après avoir affleuré la région des muscles
essiers, comme nous l'avons dit, arrive au niveau de
'épine iliaque antéro-supérieure, qu'il doit contourner
généralement à 3 ou 4 centimètres en dessous de sa
artie la plus saillante. Chez un très grand nombre de
personnes, il y a là, à égale distance du grand trochanter
t de l'épine iliaque, un sillon assez marqué pour y faire
asser, discrètement, le ressort, et qui doit être uti-
isé.

Arrivé au niveau du pli de l'aine intacte, le ressort
'écarte forcément du corps; c'est là une sorte de vallée
ntre la proéminence de l'os iliaque et celle, plus ou
noins grande, de l'abdomen, qu'il est impossible au
essort de suivre exactement. Ce creux est d'ailleurs loin
'être toujours identique à lui-même; il a sa plus grande
argeur dans la station debout et disparaît presque dans
a position assise, quand le ventre repose plus ou moins
ur la cuisse. Le ressort doit donc, sans s'en inquiéter
utrement, le franchir comme un pont, pour retrouver le
ontact sur la ligne médiane, qu'il atteint à une hauteur
variable, selon le degré d'intensité et le lieu d'émergence
le la hernie. Le point de repère à ce niveau peut toute-
'ois être fixé comme suit : *le ressort passe à deux travers
le doigt au-dessus de la racine de la verge*; si la hernie
st directe, difficile ou volumineuse, cet espace peut

5

diminuer jusqu'à disparaître, il peut augmenter s'il s'agit d'une pointe de hernie à l'anneau interne. Là encore, une question d'habileté professionnelle entre en jeu, que la théorie est impuissante à résoudre.

Enfin, avec un solide point d'appui en arrière et après avoir épousé les formes du bassin, sans y avoir perdu une parcelle de sa puissance d'action, voici le ressort parvenu en face de la hernie. Comment devra-t-il y prendre le contact? Si nous nous rappelons ce qui a été dit de l'axe de l'impulsion herniaire dont le prolongement passe par l'épine du pubis, nous en conclurons que le ressort devra s'arrêter un peu en dedans, à environ un centimètre de cet axe, dans le but de se trouver encore en opposition parfaite avec lui dans les cas où l'impulsion, devenant plus forte sous l'influence d'un effort momentané extraordinaire, rapprocherait cet axe de la ligne médiane. De même, la direction de la hernie étant oblique de haut en bas, on tiendra le ressort un peu au-dessous de cet axe, à environ un centimètre, pour assurer l'opposition et empêcher la hernie de faire basculer et remonter tout l'appareil.

Ajoutons, au point de vue de la longueur à donner au ressort, que le rapport entre cette longueur et celle de la circonférence du bassin est un peu au-dessous de 4/7; ce rapport se rapproche très sensiblement de 1/2 si l'on considère que le ressort doublé de son fourreau n'affleure que très légèrement la peau et décrit par suite un arc de cercle notablement plus grand que la circonférence du corps qu'il enveloppe. Chaque ressort est percé en avant et en arrière d'un certain nombre de trous et, suivant que l'on emploie l'un ou l'autre pour le vissage des pelotes, on diminue ou on augmente la longueur utile du bandage.

et la conséquence en est une souplesse d'adaptation très appréciable.

Il nous reste à décrire la pelote herniaire, au sujet de laquelle nous devons entrer dans de plus grands développements. En effet, s'il nous a suffi de quelques mots pour la pelote de dos, si même nous avons pu, en parlant du ressort, faire abstraction de son fourreau — gaine de cuir simple ou doublée de laine — tellement ce point est beaucoup plus une question de convenance personnelle qu'une nécessité de construction, il n'en est pas ainsi pour la pelote herniaire, à qui revient la fonction immédiate de maintenir la hernie et d'amener, le cas échéant, la guérison.

Quelle que soit sa forme, la pelote herniaire comprend un coussin muni de sa garniture et une plaque munie d'une coulisse montée sur pivot qui sert à visser la pelote sur le ressort. Ces quatre portions de la pelote ont leur intérêt.

La plaque en constitue le squelette : elle est faite en métal à la fois léger, résistant et malléable. Conditions indispensables : la légèreté, pour diminuer, autant que faire se peut, le poids de l'appareil; la résistance, pour supporter sans déformation le choc herniaire, quelquefois considérable; la malléabilité, pour permettre à l'ouvrier de la travailler aisément.

La coupe de la plaque est convexe, concave ou plane, par rapport à la direction de la hernie. Si celle-ci est irréductible, la plaque sera concave; si les piliers sont solides, la plaque sera de préférence convexe ou emboutie; si l'on est en présence d'une hernie à anneau largement ouvert et à parois se laissant largement distendre, la plaque sera, elle aussi, plate et très large, à la façon d'une cuirasse, de manière à couvrir non seulement la hernie mais aussi les parois latérales insuffisantes, jusqu'au point où l'on aura lieu de penser avoir enfin rencontré dans les couches musculaires voisines un soutien suffisant.

Quant au contour extérieur de la plaque, il est infiniment variable, et cela se conçoit : au point de vue anatomique, c'est la hernie, le canal inguinal, l'état des piliers, la forme générale de l'abdomen, du pli de l'aine, de la région de la cuisse, c'est la présence de ganglions et de vaisseaux à ménager, l'état du cordon et des autres organes génitaux qui doivent guider et déterminer le mécanicien pour la meilleure forme à donner à la plaque. De même, quelques affections — comme la bronchite et la constipation, qui peuvent augmenter dans de fortes proportions l'impulsion herniaire; la grippe, qui dans sa forme grave terrasse pour ainsi dire le malade et est une cause d'affaiblissement musculaire rapide — la somme d'efforts moyens, le genre de vie, la convenance même du patient doivent entrer en ligne de compte.

Toutefois, au milieu de cette multiplicité de causes, il est facile de déterminer un certain nombre de types de plaques que nous classerons comme suit :

1° La forme ovalaire, forme théorique, schématique, celle du début du siècle, où se sont cristallisés les Anglais, que nous employons en cinq tailles différentes, généralement pour les pointes de hernie, les hernies interstitielles au début, ou simplement pour soutenir une paroi affaiblie, — comme les fers en T des murs menaçant ruine.

2° A un degré un peu plus avancé de hernie, jusques et y compris le bubonocèle, c'est une forme de poire ou de

coquille (fig. **27**) qui est employée en cinq formats différents.

3° Depuis le bubonocèle accentué jusqu'à l'oschéocèle
le plus grave, nous avons recours à la plaque triangulaire
à brisure, ayant la forme d'une main plus ou moins allongée et dont il existe dix tailles au moins.

4° En outre, quand l'anneau très large se laisse dilater,
au point que la hernie menace de gagner soit la peau

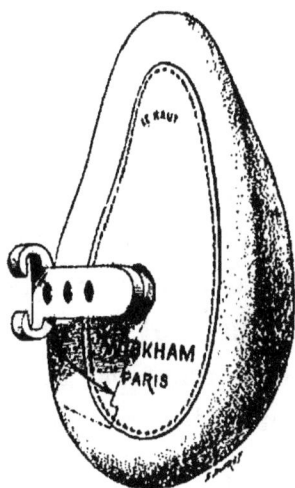

Fig. 27. — Pelote coquille.   Fig. 28. — Pelote mécanique
                                            à inclinaison.

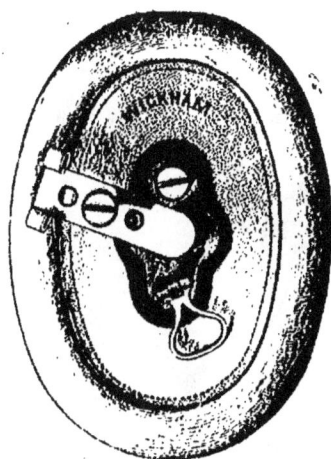

même du pénis, soit la ligne blanche, chacune de ces
plaques, en s'élargissant en une bosse de polichinelle à sa
partie supérieure, vient constituer une série nouvelle.

Dans chaque série, les plaques sont ou simples ou accom-
pagnées de mécanismes divers qui permettent de les fixer
instantanément dans une direction donnée; tantôt c'est une
clef (fig. **28**), tantôt un engrenage, tantôt enfin la plaque
est coupée en deux, brisée comme une main fléchie (nous
l'appelons *plaque à brisure* (fig. 29), de manière à donner à la
partie inférieure une direction autre qu'à la partie supérieure sur laquelle vient s'ajuster le ressort. Nous trou-

vons dans cette disposition une augmentation de la
force de résistance du bandage, pour le cas où la hernie,
sous l'effort d'une poussée exceptionnelle plus forte que
la résistance directe du ressort, viendrait à soulever
celui-ci ; la hernie, rencontrant alors une nouvelle surface
d'opposition perpendiculaire à sa direction nouvelle, ne

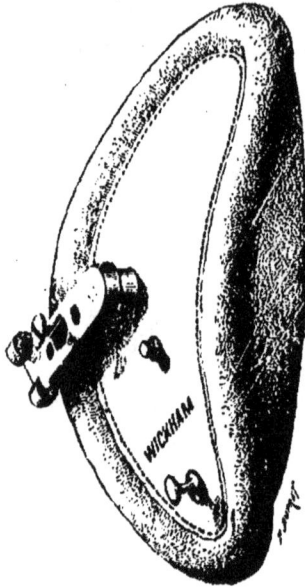

peut plus progresser, cède enfin
— l'effort ayant cessé — et re-
prend sa situation· normale en
arrière de l'anneau interne. La
clef et l'engrenage dont nous
avons parlé plus haut sont utilisés surtout dans les organismes
puissants pour donner à la plaque tout entière l'inclinaison favorable qui dégagera suffisamment l'abdomen et supprimera
la gêne occasionnée par la partie
de la pelote piquant dans un
ventre saillant : c'est la *plaque*

Fig. 29. — Pelote à brisure.   *mécanique à inclinaison.*

Quelle que soit la plaque choisie, elle sera surmontée
par un pivot, tige et coulisse en cuivre ou en acier, percée de trous, qui, au moyen d'une vis solidement ajustée
et serrée à bloc, servira à unir la plaque et le ressort de
manière à donner toute solidité à l'appareil et toute sécurité au blessé. Cette coulisse, de la largeur exacte du ressort, est montée sur la plaque de manière à permettre les
mouvements de latéralité seuls, ou bien encore, au
moyen d'une boule, elle laisse à la plaque un mouvement de noix analogue à l'ensemble des mouvements de
la tête humérale dans la cavité glénoïde. Ce sont des con-

sidérations déjà énoncées tirées de l'examen de la hernie, des parois et des circonstances adjacentes qui décident du choix à faire. Enfin, c'est grâce à la coulisse et plus spécialement à la hauteur de sa tige qu'il devient possible au ressort de passer à la distance convenable de l'abdomen sur la ligne médiane. Cette tige est de hauteur variable en rapport avec la proéminence variable du ventre, et il est à remarquer qu'il suffit de 1 millimètre de différence dans la hauteur de la tige pour modifier complètement ou supprimer le contact avec l'abdomen. Nous pouvons ajouter également que dans les ventres à tablier, à peaux flasques retombant sur les chairs, on se trouvera bien de l'emploi de tiges basses permettant au ressort de glisser dans le sillon formé sous ce tablier.

Pour compléter l'étude de la pelote, il nous reste à parler du coussin qui habille la plaque et de sa garniture.

La confection de ce coussin est l'objet de tous nos soins; nous pouvons presque dire non seulement que chaque hernie doit avoir son coussin, mais que ce coussin peut ne pas être identique à lui-même après un certain laps de temps. En effet, il est certain que, de même que l'état général et le corps humain sont en perpétuelle voie d'évolution, la hernie subit des transformations constantes; et tel coussin, tel appareil qui aura bien rempli son but pendant un temps donné deviendra défectueux par la suite. A chaque examen du malade, ce qui doit avoir lieu tous les ans environ, le médecin ou le mécanicien doit donc se rendre compte des modifications subies par l'organisme en général, par la hernie plus spécialement, et modifier son coussin en conséquence. C'est dire qu'il est impossible de donner des règles formelles pour la composition du coussin. Toutefois le bandage anglais

repousse absolument la pelote dure; il recherche pour
le coussin comme pour le ressort et la plaque, la souplesse et il la réalise en enveloppant un noyau de
laine entoilé de une ou plusieurs couches de flanelle
spéciale, augmentées à la demande de laine à matelas
ou de crin bourré à l'endroit convenable; le tout est
recouvert par une enveloppe de chamois du côté du
coussin, et de cuir sur la plaque, de manière à faire un
tout solide, bien cousu et surtout assez souple pour
prendre, après quelques jours d'usage, l'empreinte de la
région et s'y mouler exactement.

Sur la pelote ainsi terminée, le bandage anglais adapte
une garniture en toile ou en peau de lièvre, dans un but
de bonne hygiène. Il est confortable de mettre du linge
frais sur la peau : à combien plus forte raison est-il nécessaire de renouveler, de faire nettoyer les garnitures du
bandage, dont les pelotes en état d'adhérence continue
avec la peau sont imbibées en permanence par la respiration cutanée plus ou moins grasse, absorbant plus ou
moins de matières nocives. Cette perspiration, cette
moiteur de la peau peut provoquer des rougeurs, des
irritations, des eczémas, et nous les combattons avec succès par l'emploi de garnitures en peau de lièvre, comme
le voulait Camper — la peau de taupe pourrait être aussi
avantageusement employée — dont l'action est des plus
efficaces. C'est le complément indispensable du bandage
anglais.

Arrivés au terme de cette description, nous la résume-
rons en disant que le bandage inguinal simple se compose
d'une pelote de dos point d'appui, d'un ressort recouvert
de son enveloppe, et d'une pelote herniaire; on obtient
un supplément de fixité à la pelote de dos en y ajoutant

une légère ceinture qui vient s'attacher à la pelote herniaire en avant, après avoir passé, sans serrer, autour de
la hanche du même côté que la hernie, ceinture qui complète ainsi la circonférence du corps (1).

Bandage inguinal double. — En principe, la hernie
double n'est jamais de même calibre, de même intensité
des deux côtés. Tantôt la hernie elle-même diffère, tantôt
ce sont les parois, tantôt c'est l'usage plus fréquent ou

(1) Nous devons ajouter que le bandage inguinal, pour répondre aux
diverses exigences de la vie, se transforme en conséquence.
   C'est ainsi que l'obligation se présente quelquefois de porter un bandage
la nuit (fig. 30).

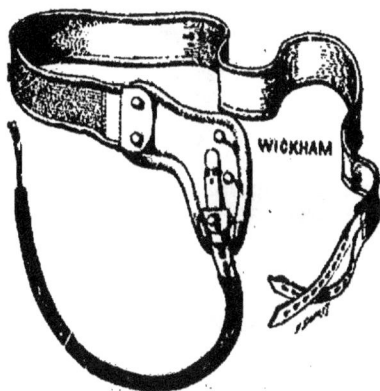

Fig. 30. — Bandage de nuit, côté droit.

Dans ce cas, le ressort est inutile la plupart du temps et nous en reve-
nons au bandage sans ressort du siècle dernier d'un fini et d'un garnissage
beaucoup plus soigné, mais comprenant en somme les mêmes éléments : c'est
une ceinture en tissu résistant qui forme tour de corps et se termine d'un
côté par une pelote, et de l'autre par deux pattes servant à fixer cette
pelote.
   Il y a, de plus et de toute nécessité, un sous-cuisse formé d'un ruban
de futaine enveloppé dans un tube rond de caoutchouc dont le but est
d'immobiliser la pelote à la place choisie.
   Ce bandage ne peut rendre de services, c'est entendu, que dans la position
horizontale, mais, tout de même, il est utile, directement comme maintien de
la hernie pendant la nuit, et en assurant cette contention, il facilite le port
du bandage à ressort dans la journée et contraint la hernie à prendre une
meilleure situation, de meilleures habitudes, la rendant moins rebelle en un
mot, si l'on nous permet ce terme vulgaire mais expressif.

plus violent d'une partie du corps qui détermine de ce côté une poussée herniaire plus forte. Il est donc irrationnel de chercher à maintenir deux hernies au moyen d'un seul ressort; il faut de toute nécessité une force indépendante pour chaque hernie. Le bandage anglais (fig. 34) a dû abandonner l'opposition du bandage simple, ne pouvant faire croiser sur le pubis deux ressorts courant en

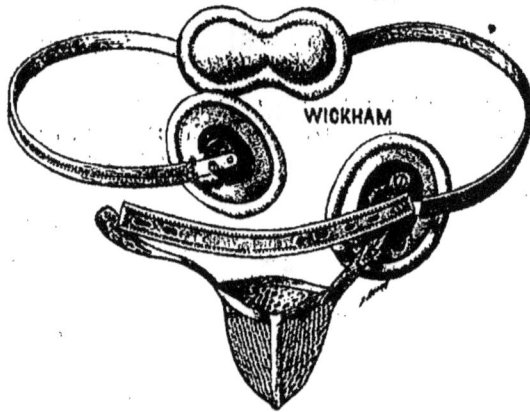

Fig. 34. — Bandage inguinal double anglais de Wickham,
avec sac pour varicocèle.

sens opposé sur le même plan, et il a dû se contenter de la mobilité de la pelote et de la liberté du ressort autour des hanches. Ces qualités suffisent encore à lui donner une supériorité marquée sur les anciens modèles.

Les éléments qui entrent dans la composition du bandage double sont donc les suivants : deux ressorts passant autour de chaque hanche réunis par derrière à une seule pelote de dos point d'appui, et en avant chacun à une pelote herniaire, — ces deux pelotes unies entre elles par une petite bande de rappel.

La pelote de dos présente cette particularité d'avoir toujours la forme d'un huit de chiffre : elle comprend un coussin sur lequel reposent deux plaques de métal, chacune se vissant à l'extrémité du ressort. Il en résulte que le centre de la pression n'est plus exactement l'axe de la colonne vertébrale, mais les épiphyses latérales sacrées. On augmente la fixité du point d'appui et la tolérance de la pression si les deux plaques de métal sont rivées au préalable sur une plaque de cuir et si le coussin est formé de couches de laine uniformes, cousues à tout point : cela pour les cas de bassins plats ou fuyants.

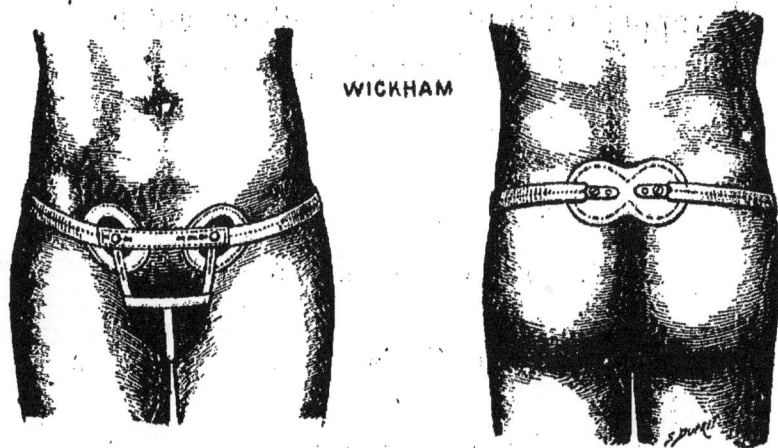

Fig. 32. — Bandage inguinal double appliqué. Face et dos.

Chaque ressort est sensiblement plus court que l'unique ressort du bandage simple dans la proportion de 20 %, mais ensemble leur longueur est plus grande de 33 %. Leur point de départ (fig. 32) en arrière est à 3 centimètres de chaque côté de la ligne médiane environ ; leur trajet est analogue ensuite à celui du bandage simple jusqu'au niveau du pli de l'aine ; mais là, le ressort arrive en face de l'anneau inguinal à oblitérer au moyen de la pelote herniaire vissée sur lui et s'y arrête. Nous n'y reviendrons donc pas : la pelote herniaire n'offre rien de spécial ; que la hernie soit simple ou double, c'est toujours un anneau inguinal qui doit être oblitéré par les mêmes procédés. Remarquons toutefois que la coulisse suit une direction opposée à celle de la plaque du bandage simple, puisque le ressort l'atteint dans un sens différent, et que la tige de cette coulisse n'a pas besoin d'autant d'élévation, puisqu'il n'y a plus à se préoccuper de la proéminence du ventre.

Nous n'avons dit que quelques mots de la ceinture qui complète le tour du corps dans le bandage simple, parce que ce n'est qu'un accessoire : il en est autrement de la patte de rappel qui joint les deux pelotes entre elles. Son rôle est important pour les maintenir à la distance régle-

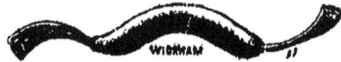

Fig. 33. — Bande de rappel on forme de pont.

mentaire de 11 à 13 centimètres, suivant les bassins. Si la région hypogastrique est normale et moyenne, c'est une simple patte de cuir ou de toile comportant un certain nombre de boutonnières placées à distance convenable; si elle est proéminente — soit que le sujet soit uniformément gras, soit que, sous l'influence des pelotes et de la pression subie, quelques panicules adipeux se trouvent refoulés sur la ligne médiane — on rive dans l'espace compris entre les boutonnières un pont en métal (fig. 33) auquel on donne la courbure exacte de l'abdomen à cet endroit. C'est la ligne suivie par cette petite bande qui fournit le point de repère pour la bonne position des axes des pelotes. *Elle doit passer à un ou deux travers de doigt au-dessus de la racine de la verge.* C'est à l'homme de l'art à préciser au moment de l'application ce point variable selon la structure de l'individu et la difficulté de la hernie.

Bandage crural simple. — Nous avons vu que la hernie
nguinale suit une direction générale de dehors en dedans
ur un plan oblique de haut en bas; la hernie crurale suit
ine direction inverse de dedans en dehors sur un plan
oresque horizontal; c'est un trou qui se forme au-dessous
le la ligne du pli de l'aine, à la racine de la cuisse, à
côté des vaisseaux qui se rendent dans le membre inférieur ou qui en viennent. Les parois sont constituées non

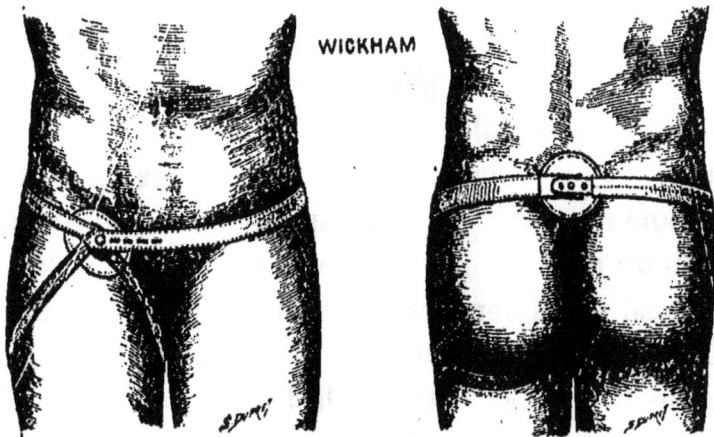

Fig. 34. — Bandage anglais crural simple appliqué pour le côté droit.
Face et dos.

plus par des couches musculaires plus ou moins affaiblies,
mais au contraire par des ligaments fibreux qui ne permettent que très difficilement l'augmentation du volume
de la hernie. Quelquefois, la hernie crurale, sans s'élargir
beaucoup, glisse le long du muscle couturier et peut venir
en contact avec le sommet du triangle de Scarpa. Exami-
nons les conséquences de ces dispositions pour la construction du bandage (fig. 34). Nous y retrouverons les
mêmes éléments : pelote de dos, ressort, pelote herniaire.
De la pelote de dos, rien à dire : le point d'appui est identique, qu'il s'agisse d'un bandage inguinal ou crural.

Le ressort crural est tout différent ; pour se mettre en opposition directe à la hernie, il passe autour de la hanche du même côté, puis, arrivé au niveau de l'épine iliaque antéro-supérieure, il s'infléchit brusquement pour suivre le pli de l'aine, avant d'avoir pris contact avec l'abdomen, et s'arrête au niveau de la hernie. L'inflexion est facilitée par l'adjonction, à l'extrémité de la première partie rectiligne du ressort, d'une seconde partie, longue de quelques centimètres, percée d'une demi-lune qui permet de donner l'inclinaison nécessaire, selon la forme plus ou moins haute, plus ou moins large du bassin et la position de la hernie.

La pelote crurale, composée des mêmes éléments que la pelote inguinale, est presque toujours petite ; l'orifice herniaire ayant beaucoup moins de variations, la pelote est aussi de dimensions beaucoup plus fixes. La plaque est presque toujours ovale ; le pivot, quelquefois assez haut pour ne pas entraver la liberté d'action du ressort par un contact inopportun avec les muscles adducteurs, et donner à la plaque une action profonde presque toujours nécessaire. Le coussin, dans le même but, est de forme étroite et bombée, surtout à l'extrémité inférieure ; de plus, cette pelote, en mouvement continuel à chaque déplacement de la jambe, et rejetée alors vers l'abdomen, ne saurait obturer constamment l'orifice herniaire, si elle n'était intimement unie à la cuisse par une lanière d'étoffe soit simple, soit entourée d'un tube en caoutchouc. Ce sous-cuisse est fixé au bas de la pelote, et revient s'y attacher après avoir suivi très étroitement le pli fessier. Inutile dans le bandage inguinal, il est indispensable, sauf de rares exceptions pour la hernie crurale. Quand la hernie file le long de la cuisse et, au lieu de se présenter comme un noyau au niveau de l'arcade crurale, affecte la forme d'un long cordon pouvant atteindre même le tiers moyen de la cuisse, le sous-cuisse se transforme en un tour de cuisse composé d'une ceinture de caoutchouc souple et large comme la main et affectant comme la cuisse elle-même une forme d'entonnoir plus ou moins prononcée. Ce tour de cuisse est alors fixé à la pelote sur une hauteur de quelques centimètres. Enfin la demi-ceinture partant de la pelote de dos et embrassant le complément de la totalité du bassin est ici une obligation ; sur son parcours, l'on interpose quelquefois un pont en acier pour dégager l'abdomen.

Les points de repère sont particulièrement délicats ; en arrière, c'est le même que pour le bandage inguinal ; en avant, il doit être placé un peu au-dessous et en dedans du centre du noyau herniaire, immédiatement en dessous de la ligne du pli de l'aine. L'attention doit être particulièrement retenue sur l'obligation d'employer des pelotes assez étroites pour obtenir une action certaine sur le sommet de l'infundibulum herniaire, assez larges pour ne pas déterminer de compression sur les vaisseaux et les nerfs du membre inférieur ; on ne saurait trop répéter que la hernie crurale étant une hernie de la cuisse, la pelote crurale doit reposer sur la cuisse et laisser l'abdomen entièrement libre.

Nous ne parlerons pas du bandage crural double : en avant, il est identique au bandage crural simple ; en arrière, on ne saurait le distinguer du bandage inguinal double. Seule la bande de jonction des pelotes herniaires est plus longue, puisque l'écartement des anneaux est de 16 centimètres environ au lieu de 10 à 12 pour les anneaux inguinaux.

Bandage ombilical. — La hernie ombilicale a ceci de commun avec la hernie crurale qu'elle traverse un anneau simple et non pas un trajet ou canal limité par deux anneaux interne et externe, comme la hernie inguinale. Mais cet anneau est différent en ce sens qu'il est superficiel, alors que l'anneau crural est profond; enfin ses parois, de nature beaucoup moins rigide, peuvent se laisser distendre à l'infini, et donner lieu à des éventra-

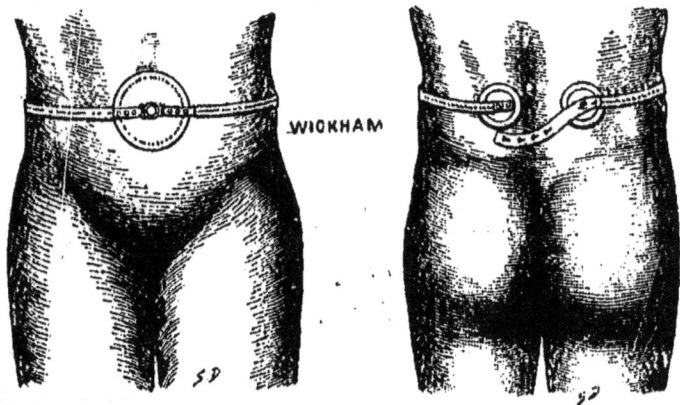

Fig. 35. — Bandage anglais ombilical à deux branches appliquées. Face et dos.

tions énormes. Il s'ensuit dans la construction de la pelote herniaire des différences capitales.

De plus, la région ombilicale est de toutes les régions du corps celle qui est soumise aux variations les plus étendues et les plus brusques; aussi le ressort doit-il remplir à la fois des conditions de souplesse et de fixité particulièrement délicates.

Pour atteindre son but, le bandage ombilical anglais (fig. 35), rappelant les idées de Babin et fidèle à ses principes de mobilité et d'opposition, se compose : 1° d'une *pelote antérieure* faisant obstacle au passage de la hernie ; 2° de *deux ressorts latéraux* réunis, en avant, entre eux et à la pelote herniaire par une articulation ou *charnière*; 3° de *deux pelotes de dos* point d'appui, vissées à l'extrémité de chaque ressort en arrière, à quelques centimètres de la colonne vertébrale, et conservant leur mobilité par une disposition spéciale de la vis d'attache. Ces pelotes sont reliées entre elles par une bande de jonction.

La circonférence totale du corps est ainsi embrassée par une succession de pièces de souplesse et de formes différentes dont la résultante des forces se trouve concentrée au point herniaire.

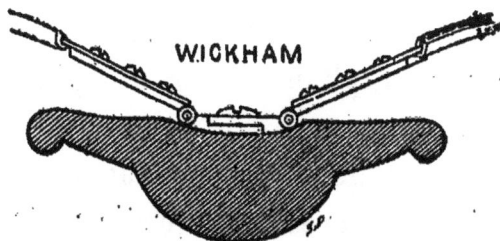

Fig. 36. — Profil de la pelote ombilicale montée sur les ressorts.

La pelote ombilicale est très généralement de forme ronde; par exception, elle affecte une forme ovale, en hauteur quand la ligne blanche est intéressée par la hernie, en largeur quand l'éventration atteint l'un ou l'autre des muscles grands droits de l'abdomen ou quand il est nécessaire de dégager l'estomac.

Quand il s'agit d'une hernie ombilicale simple, courante, sans complications, la pelote herniaire (fig. 36) se compose des éléments suivants : plaque, coussin, charnières formant articulation et jonction entre les ressorts et la plaque. La plaque présente dans l'ensemble un très léger emboutissage à convexité en dehors; au centre, se trouve un disque plat formant cuvette, assez large de diamètre pour assurer aux charnières une liberté complète de course; ce disque lui-même est percé à son centre d'un téton destiné à recevoir la vis qui relie les charnières l'une à l'autre et à la plaque. Ses dimensions sont très variables; nous ne fabriquons pas moins de 12 tailles pour la forme ronde seule, et nous ne parlerons que pour mémoire des formes diverses qui se font à la demande, selon qu'il faut ménager ou atteindre telle ou telle région. L'important pour la pelote ombilicale est de reposer par son bord plat sur des couches musculaires saines et suffisamment résistantes. L'indication, en conséquence, pour la pelote est de tripler ou même quadrupler la surface de l'anneau; c'est ainsi qu'à un anneau de 2 centimètres doit répondre une plaque de 6 à 8 centimètres, selon les renseignements complémentaires que l'on possèdera sur le malade.

Tout l'intérêt se concentre sur la partie centrale de la plaque et du coussin, qui présente une particularité très remarquable. Nous avions vu précédemment les coussins des pelotes inguinales et crurales affecter des tracés uniformément bombés ou plats : ici le coussin se décompose très généralement en deux parties distinctes : la partie périphérique, dont l'unique but est de rendre parfaitement tolérable la pression de la plaque sur la peau, est constituée par des couches de laine pelucheuse égales partout; la partie centrale, seule en contact avec la hernie, affecte la forme d'un cône, d'ailleurs très variable dans ses dimensions, puisqu'il peut soit disparaître entièrement pour les hernies à fleur de peau, soit atteindre 8 et 10 centimètres à la base sur une hauteur égale chez les personnes très grasses à infundibulum ombilical très accusé. Il n'y a donc pas de règles de fabrication à donner; la théorie enseigne que ce cône doit être nettement plus

petit dans ses dimensions que l'anneau dans lequel il pé-
nètre, afin d'éviter son élargissement ; la mise en pratique
de ce principe nécessite une certaine délicatesse de toucher que l'expérience seule permet d'acquérir. Nous consti-
tuons ce cône ou renvoi par des couches serrées de laine
pelucheuse, maintenues entre elles par des fils plus ou
moins tendus. Nous considérons cette disposition de renvoi
comme donnant des résultats très supérieurs à ce qu'il est
possible d'obtenir par les pelotes à air ou à eau, parce que
celles-ci affectent des formes géométriques invariables
qui, très souvent, ne correspondent pas à l'anneau ombilical, tandis qu'il est facile de donner à un cône de laine la
forme et la souplesse exigées par chaque cas particulier.
Nous avons vu que la pelote ainsi constituée était reliée
aux ressorts par deux charnières intermédiaires. Les
charnières sont agencées de telle sorte qu'elles s'imbri-
quent par un anneau central exactement l'une sur l'autre,
de manière à permettre la course des ressorts dans la cuvette
de la plaque au moyen de la vis d'union (voir fig. 23 et 36)
avec la pelote. Les ressorts viennent s'ajuster sur les
parties latérales plates des charnières par deux ou trois
vis, selon le cas. Enfin la pièce latérale de la charnière et
l'anneau central sont unis entre eux par un axe ou gou-
pille formant articulation qui permet aux ressorts de
s'ouvrir en s'écartant du corps au moment de l'application de l'appareil. Les charnières sont de la même largeur que les ressorts employés, 7 ou 13 millimètres selon
la résistance que ceux-ci doivent présenter à la hernie.

Les ressorts suivent absolument les contours du corps
en affleurant à peine la peau ; ils se trouvent dans un
même plan et peuvent réaliser une opposition parfaite.
En arrière, ils s'arrêtent à 4 centimètres environ de la

colonne vertébrale et se fixent par une vis à tête et à collet à deux petites pelotes formant point d'appui. Ainsi, de ce côté également, la mobilité est assurée. Enfin, pour compléter l'appareil, les deux vis des pelotes de dos sont reliées par une bande de rappel assez lâche qui permet dans la station debout un écart de deux à trois travers de doigt entre les pelotes. Les fourreaux sont généralement doublés de laine afin de faciliter la tolérance des ressorts, mais c'est là une question de convenance personnelle.

Les points de repère sont particulièrement aisés à trouver : *en avant, le centre de la pelote correspond exactement au centre de la hernie ; en arrière et dans le même plan, à gauche et à droite de la colonne vertébrale, et à une distance variable et indifférente, viennent s'appliquer les pelotes de dos, de manière à laisser aux ressorts un jeu suffisant sur les flancs.*

Ainsi compris, le bandage ombilical double anglais réunit les plus grandes qualités de solidité, de souplesse et de légèreté et ce n'est que dans des cas de déformations abdominales particulières, là où il y a des conditions accessoires à remplir, qu'il devient insuffisant comme tout autre bandage et que l'emploi des ceintures de toute espèce (1), dont l'étude ne trouverait pas sa place ici, devient une nécessité.

(1) La fabrication des ceintures (fig. 37) est l'objet de nos soins très assidus et nous avons sensiblement développé cette branche de notre industrie dans

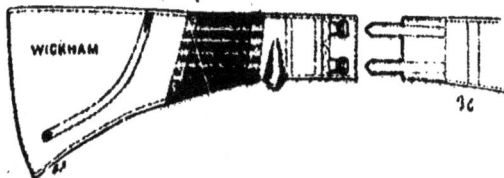

Fig. 37. — Ceinture abdominale Wickham et mode d'attache.

les dernières années. En dehors du choix de l'étoffe, qui est un peu une

Bandages chez l'enfant. — La hernie crurale n'existe pour ainsi dire pas chez l'enfant ; la hernie ombilicale, au contraire, est d'une fréquence extrême et l'on peut avancer que tout enfant naît avec une hernie ombilicale en puissance, à l'état latent, qui disparaît ou se dessine selon que la cicatrisation du cordon se fait correctement ou non. Enfin la hernie inguinale, exceptionnelle chez les petites filles, est beaucoup plus fréquente chez les jeunes garçons, où elle se complique quelquefois de retard dans la migration testiculaire. Laissant donc de côté le bandage crural, nous aurons à étudier le bandage ombilical, puis le bandage inguinal et ses transformations pour accélérer la descente du testicule. Il faut également distinguer deux périodes dans le port du bandage : la première, dans laquelle l'enfant se mouille, que Campenon appelle la période du maillot, qui peut aller jusqu'à deux ans et au delà ; la seconde, où l'enfant est propre, et qui va jusqu'à la formation.

Bandage ombilical. — Le bandage ombilical chez l'enfant au maillot (fig. 38) se compose de la pelote ombilicale unie au ressort par une vis à tête et à collet, qui permet les mouvements de latéralité : les proportions que nous avons indiquées pour la pelote de l'adulte doivent être plutôt exagérées à cause de la faiblesse extrême des tissus, et le renvoi presque toujours est supprimé pour le même motif ; on doit se souvenir en effet que la hernie ombilicale du premier âge a tendance à guérir spontanément ; le bandage n'est là que pour s'opposer à un effort trop violent ; d'autre part, la hernie est toujours superficielle et ne présente pas les caractères d'infundibulum que l'on remar-

question de convenance et beaucoup en rapport avec les fatigues à prévoir, il y a une certaine coupe à réaliser qui demande une expérience très particulière.

que quelquefois chez l'adulte. Le ressort est unique et
passe indifféremment à gauche ou à droite du corps; il n'y a
pas d'autre motif à l'une ou à l'autre direction que la convenance de la personne qui soigne l'enfant. En arrière, la
pelote de dos disparaît, la région étant trop délicate pour
y prendre un point d'appui restreint, et est remplacée par
une queue qui fait le tour du corps et vient s'attacher par
une patte à la tête de la pelote ombilicale.

On pourrait presque comparer l'épaisseur du ressort à
celle d'un ressort de pendule; aussi la force de pression

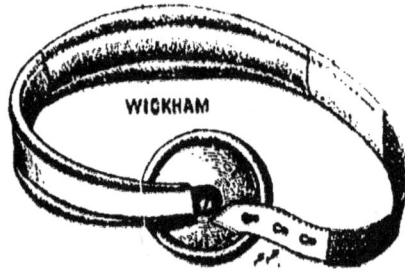

Fig. 38. — Bandage ombilical pour enfant au maillot.

peut-elle descendre à 50 grammes et être facilement sup-
portée par l'enfant dès l'âge de trois semaines : le bandage
n'a pas lieu d'intervenir avant cette date; il faut avant tout
qu'il y ait cicatrisation complète de l'anneau après la
chute du cordon.

La caractéristique du bandage à cet âge est le soin
apporté à en préserver les différentes parties de l'action
oxydante de l'urine; dans ce but, le ressort et la plaque sont
recouverts de couches de vernis et de gutta appliquées
successivement après dessiccation complète de la précédente couche. Les coussins et fourreaux sont recouverts de
feuilles de caoutchouc qui préservent suffisamment longtemps les parties profondes, si l'on réfléchit que le corps
de l'enfant se transforme très rapidement à la première

période de la vie et qu'il y a lieu, par suite, de procéder à la
vérification du bandage beaucoup plus souvent que chez
l'adulte, c'est-à-dire tous les deux ou trois mois, au début.

Dans la seconde période, le bandage ombilical repro-
duit exactement les mécanismes et les dispositions géné-
rales du bandage de l'adulte. Cependant, les garnitures en
sont composées souvent de finette, qui est considérée
comme plus douce que la basane ordinaire et le renvoi
est toujours très plat.

Bandage inguinal.—*Migration testiculaire*.—Nous avons
dû intervertir l'ordre admis précédemment et parler en
dernier lieu du bandage inguinal parce que nous allons voir
apparaître, en même temps qu'une complication à la hernie, une modification intéressante du bandage. La hernie
inguinale, en effet, est simple chez l'enfant au maillot;
mais, vers l'âge de deux ans environ, on constate souvent
un trouble persistant dans la migration testiculaire. Nor-
malement, le testicule doit se trouver, à la naissance, un
peu au delà de l'anneau externe, puis il chemine, descen-
dant toujours. On peut même avancer que cette descente se
prolonge pendant tout le cours de la vie, et c'est une des rai-
sons qui légitiment l'emploi du suspensoir en tout temps (1).

(1) Nous donnons en passant la description sommaire et le dessin de notre

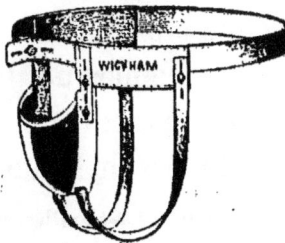

Fig. 39.

modèle de suspensoir que nous croyons très pratique, facile à entretenir
en bon état et économique. C'est un sac, indépendant de la ceinture —

Mais il se présente des cas, encore assez nombreux, où l'organe, insuffisamment descendu, vient, sous la plus légère contraction, buter contre l'anneau externe; à un degré de retard plus accentué, il remonte se loger jusque dans l'intérieur du canal; enfin, quelquefois il reste à l'anneau interne et ne vient que par exception faire saillie sous la peau. On conçoit que ce va-et-vient constant du testicule au travers du canal inguinal n'est pas pour aider à la fermeture des piliers incomplètement rapprochés; mais ce

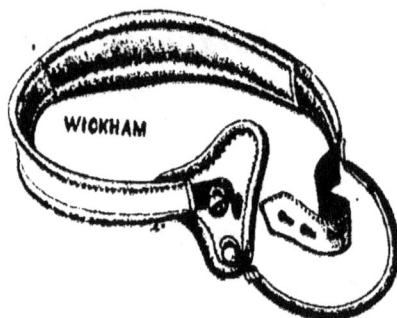

Fig. 40. — Bandage inguinal simple, côté opposé. Pelote à bec, pour enfant au maillot.

n'est que vers deux ans que l'on peut apprécier exactement la situation et agir au moyen du bandage dans le but déterminé de contraindre le testicule à venir occuper sa place normale au fond du scrotum; aussi le bandage inguinal du premier âge n'a-t-il pas à tenir compte de cette prédisposition; la seule règle, urgente il est vrai, consiste, au moment de l'application, à s'assurer que l'organe n'a pas été réduit sous la pelote en même temps que la hernie et qu'il occupe bien effectivement sa place normale. En dehors de cette remarque, le bandage inguinal (fig. 40) que nous appliquons dès l'âge de trois semaines est construit dans l'ordre d'idées du bandage ombilical décrit

d'où pas d'étranglement pour le pénis — coulissant sur des sous-cuisses, ce qui permet une suspension variable des bourses. Les sous-cuisses sont fixés, en avant et en arrière, à la ceinture par des boutons convenablement placés.

lus haut : c'est un ressort passant du côté opposé, se prolongeant par une queue formant point d'appui en arrière, et relié en avant à la pelote par une vis. La pelote affecte la forme ovoïde ou encore une forme triangulaire à bec interne suivant le volume de la hernie. La garniture en est la même — vernis, gutta, caoutchouc — que celle du bandage ombilical. Mentionnons la présence presque constante d'un sous-cuisse, nécessaire par suite de la pression très légère du ressort et des déplacements dus aux frottements extérieurs subis par un bébé toujours sur les bras. Le sous-cuisse est constitué par un tube de petit caoutchouc rond prêtant qui se moule sur la peau de l'enfant et est indéfiniment extensible.

Nous avons dit que c'était vers l'âge de deux ans qu'il était possible de surveiller avec fruit la position du testicule ; trois hypothèses peuvent alors se présenter : 1° la hernie existe seule ; 2° la hernie existe en même temps que la migration testiculaire est retardée ; 3° il y a descente incomplète du testicule au travers du canal, sans hernie.

1° Si la hernie existe seule, l'appareil se compose des mêmes éléments que chez l'adulte sous des dimensions et avec une force restreintes ; l'usage du sous-cuisse est presque toujours nécessaire ; la pelote herniaire est ovoïde.

2° Si la hernie développée est compliquée de troubles du côté du testicule et du scrotum, on emploiera la pelote à bec, qui a l'avantage de déterminer à sa partie inférieure une sorte de concavité par où passe le cordon et où vient à l'occasion se loger le testicule.

Dans cette seconde hypothèse encore, il n'y a rien de particulièrement saillant à considérer pour les bandages, mais l'application qui en est faite est de première importance et nous insisterons sur la valeur du bandage anglais, qui permet de se rendre un compte exact de ce qui se passe, à l'encontre du bandage tout en caoutchouc gonflé d'air ou d'eau, qui masque, à cause de sa largeur même, les régions avoisinantes en même temps que la hernie. Et comme cet appareil est indéfiniment extensible, il ne saurait s'opposer autrement qu'à l'aveuglette, au petit bonheur, à la marche croissante de la hernie. En outre, la compression circulaire qu'il exerce sur le bassin est franchement nuisible; c'est un obstacle au développement normal du squelette, qui est à considérer.

Les points de repère pour l'application du bandage ne varient pas; après avoir appliqué la pelote sur l'anneau, la hernie ayant été réduite au préalable, le ressort contourne le bassin du côté opposé à la hernie en ayant soin de ne pas entrer en contact avec le squelette et de se contenter d'affleurer légèrement la peau; le point d'appui se prend en arrière par la queue du ressort sur une longueur de 6 à 8 centimètres; la patte qui le termine se fixe presque flottante à la tête de la vis en avant. S'il y a un sous-cuisse, on l'attache le premier à cette même vis.

3° Enfin, s'il n'y a pas hernie, mais seulement descente incomplète du testicule, l'appareil se transforme et prend le nom de **bandage testiculaire** (fig. 44). Il comporte alors les pièces suivantes : la pelote antérieure en fourche, deux ressorts et leur garniture, la pelote [de dos point d'appui. On voit d'après cet énoncé que cet appareil se rapproche du bandage double : en arrière, le point fixe en forme de huit de chiffre reçoit deux ressorts vissés à droite et à gauche de son axe central, l'un, intéressant, qui passe du côté malade, l'autre, plus simple, qui embrasse la hanche du côté sain. Le ressort du côté malade affecte la direction du ressort du bandage double sur les 4/5 de son étendue.

A cette distance, il se termine par une demi-lune, percée
au centre de manière à laisser passage à une vis; cette
vis vient se fixer à la seconde partie du ressort et établit
leur union intime; c'est, en somme, un mécanisme analogue à celui du ressort crural, mais reporté un peu plus
en avant, après avoir dépassé le pli de l'aine. A l'extrémité antérieure du ressort vient s'attacher par une vis la

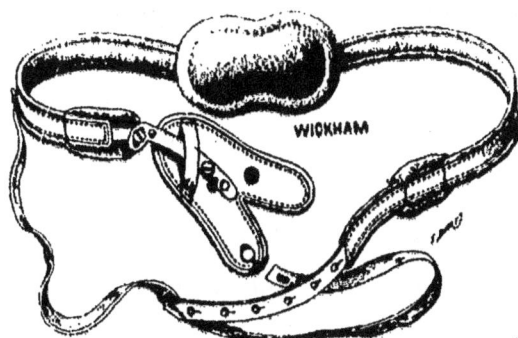

Fig. 41. — Bandage testiculaire de Wickham.
Ressort à inclinaison variable. Plaque à fourche interne mobile.

pelote testiculaire. Cette pelote présente une partie supérieure arrondie qui reçoit le ressort à son centre par un
pas de vis, et une partie inférieure composée de deux
dents égales représentant deux doigts écartés. A la racine
de la dent interne se trouve interposée une vis qui permet
l'écartement plus ou moins grand de la fourche. Ces dispositions du ressort et de la pelote sont particulièrement
intéressantes, parce qu'elles permettent au médecin de
suivre pas à pas, au moyen du même appareil, le mouvement de descente de l'organe et, tout en obturant l'anneau interne et le canal interstitiel, d'exercer une action
efficace sur le testicule. Le terrain gagné est donc définitivement acquis. Il y a lieu de remarquer que le testicule ne doit pas être comprimé par la pelote; le plus souvent il en est éloigné de quelques centimètres; quelque-

fois, il vient se loger dans son angle rentrant. C'est, en somme, une action à distance qui doit se produire.

Le ressort du côté sain part de la pelote de dos, contourne la hanche et s'arrête au pli de l'aine, pour se continuer sous forme de patte jusqu'à la vis centrale de la pelote antérieure. La fixité de la pelote testiculaire est assurée, en outre, par l'adjonction d'un sous-cuisse, partant du bas de la branche externe fixe de la pelote pour venir, après avoir contourné la hanche du côté malade, s'attacher par un bouton au milieu du ressort brisé. Ce sous-cuisse est nécessaire parce que l'appareil doit être porté nuit et jour : c'est surtout la nuit que le testicule tend à remonter, et d'autre part les enfants ayant naturellement le ventre en bateau dans la position horizontale, il en résulterait alors un déplacement de l'appareil, qui remonterait, rendant ainsi son action illusoire sans cet accessoire.

Les points de repère sont les suivants : *en arrière, la pelote de dos occupe exactement la même position que dans le bandage double ; en avant, les branches de la pelote doivent contenir le testicule dans leur intervalle sans le comprimer ; le sous-cuisse doit être très tendu dans la station verticale, puisque nous savons qu'il y a une diminution sensible de longueur dans la position plus ou moins demi-fléchie occupée par le corps couché.*

Ainsi construit, le bandage testiculaire est un auxiliaire précieux qui facilite la descente de l'organe et empêche la formation d'une hernie toujours possible par les mouvements de va-et-vient aux abords de l'anneau externe et par le choc provoqué à chaque réascension du testicule sur une partie quelconque du canal inguinal.

MESURES A PRENDRE

Le lecteur qui aura bien voulu nous suivre jusqu'au terme de cette étude pourrait croire, étant données les minuties dans lesquelles nous avons dû entrer, qu'il y a une difficulté très grande, sinon insurmontable, à donner à distance au fabricant les renseignements suffisants pour permettre de construire l'appareil convenable à chaque hernie; il n'en est rien, et si en réalité les mesures nécessaires doivent être plus exactes et plus complètes que pour le brayer qui va toujours tant bien que mal — plutôt mal que bien — cependant elles n'obligent pas à une précision absolue par suite des références conservées à la fabrique et des études anatomiques faites au préalable. Il ne nous paraît pas très difficile, en effet, de: *prendre, sans serrer, la circonférence totale du bassin à l'endroit où passe le bandage, en centimètres,* c'est-à-dire donner un chiffre et rien qu'un, sans s'occuper de la longueur que pourrait avoir le ressort, ni de la distance de tel à tel point osseux, etc., etc., ces mesures secondaires ne servant qu'à embrouiller les données du problème. Quant aux endroits où doit passer le bandage, les points de repère que nous avons successivement désignés les indiquent suffisamment : en arrière, 2 ou 3 travers de doigt au-dessus du commencement du pli interfessier; sur les hanches, 2 ou 3 travers de doigt au-dessous de l'épine iliaque antéro-postérieure; en avant, 1 ou 2 travers de doigt au-dessus de la racine de la verge.

Si l'on ajoute à ce chiffre indispensable :

1° *le côté de la hernie;*

2° *son volume*, au moment de son plus grand développement, *énoncé par comparaison avec une amande, une noix, une mandarine, une pomme, une poire, un poing, etc.* (ce procédé est plus précis en réalité et plus à la portée de tout le monde qu'une mesure de longueur ou de circonférence à donner et ne saurait varier, une noix étant toujours une noix dans tous les pays);

3° *des renseignements généraux* sur l'âge, l'état général, les occupations du hernieux, on aura ainsi fourni un ensemble de renseignements qu'il sera facile avec quelque peu d'habitude d'interpréter convenablement.

Les médecins pourront donner encore leur appréciation sur la *conformation du bassin :* ceci est un peu plus délicat. Nous savons que le ressort doit reproduire la courbe exacte du corps à un petit centimètre de l'épiderme, pour obtenir le maximum d'effet utile. Comment donc la déterminer à distance? Tout simplement en annonçant la forme du bassin qui peut être *rond, osseux ou plat, gras ou maigre, à hanches larges, évasées ou hautes, en signalant la disparition des muscles fessiers ou la proéminence particulière de l'abdomen.*

C'est là une source de renseignements complémentaires qui, pour n'être pas indispensable, facilite la tâche du fabricant et raccourcit la période d'essayage du bandage.

Cette période d'essayage, d'observation, doit, autant que possible, comprendre une période de trois ou quatre journées, afin de donner une certaine latitude au hernieux et à la hernie de s'habituer au bandage. Quoi qu'il en soit, notre conviction intime est que plus des 9/10èmes des hernies peuvent, au prix d'une gêne incomparable-

ment moindre qu'avec tout autre appareil, être maintenues efficacement par le bandage anglais intelligem-
ment construit et appliqué.

Par suite, la guérison est plus facilement obtenue,
puisque la puissance d'action est grande. Et il est de fait
que dans notre pratique personnelle nous ne comptons plus
les exemples de guérison de hernie chez les enfants : c'est
la règle, et même, s'il survient un échec, peut-on bien
souvent l'attribuer à des causes extérieures diverses,
comme par exemple l'imprévoyance ou la présomption des
parents qui se croient suffisamment bons juges du jour
où l'appareil peut être retiré et de la manière dont il faut
procéder à sa suppression; ou encore le mauvais état
général d'un sujet chez qui aucun procédé n'aurait été
efficace pour obtenir une guérison persistante.

D'autre part, et sans vouloir en aucune façon formuler
ici de fallacieuses promesses, nous pouvons dire que la
guérison ne s'obtient pas que chez l'enfant et que dans
bien des cas des adultes ont été guéris par le bandage
anglais; mais c'est là une question d'espèces, de cas parti-
culiers qu'il faut étudier isolément et pour lesquels aucune
règle générale ne saurait être formulée à l'avance. De
même que chaque hernie doit avoir son bandage qui lui
soit propre, nous dirons encore que pour chacune il y a un
pronostic spécial, et que ce pronostic sera notablement
plus favorable si l'appareil au moyen duquel cette hernie
est maintenue est le bandage anglais de Salmon modifié
par Wickham.

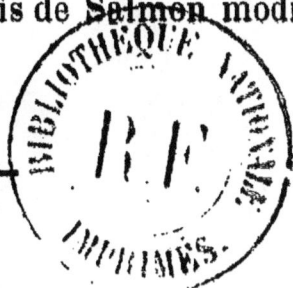

TABLE DES FIGURES

TABLE DES MATIÈRES

CHAPITRE III

CHAPITRE IV

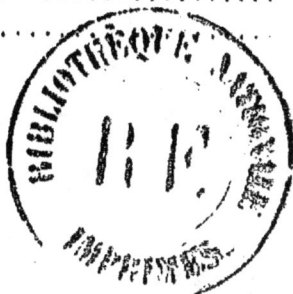

PARIS. — IMPRIMERIE F. LEVÉ, RUE CASSETTE, 17.

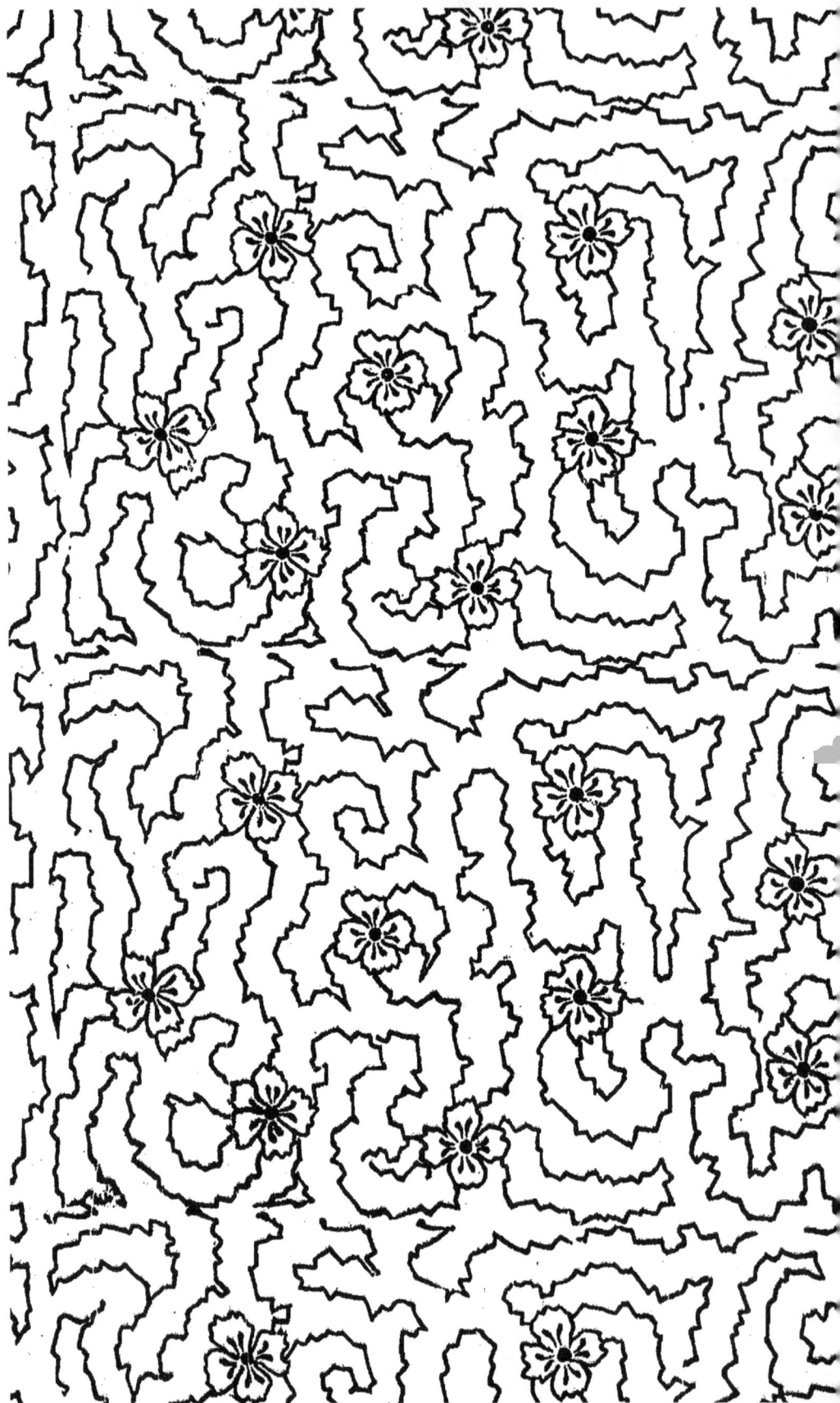

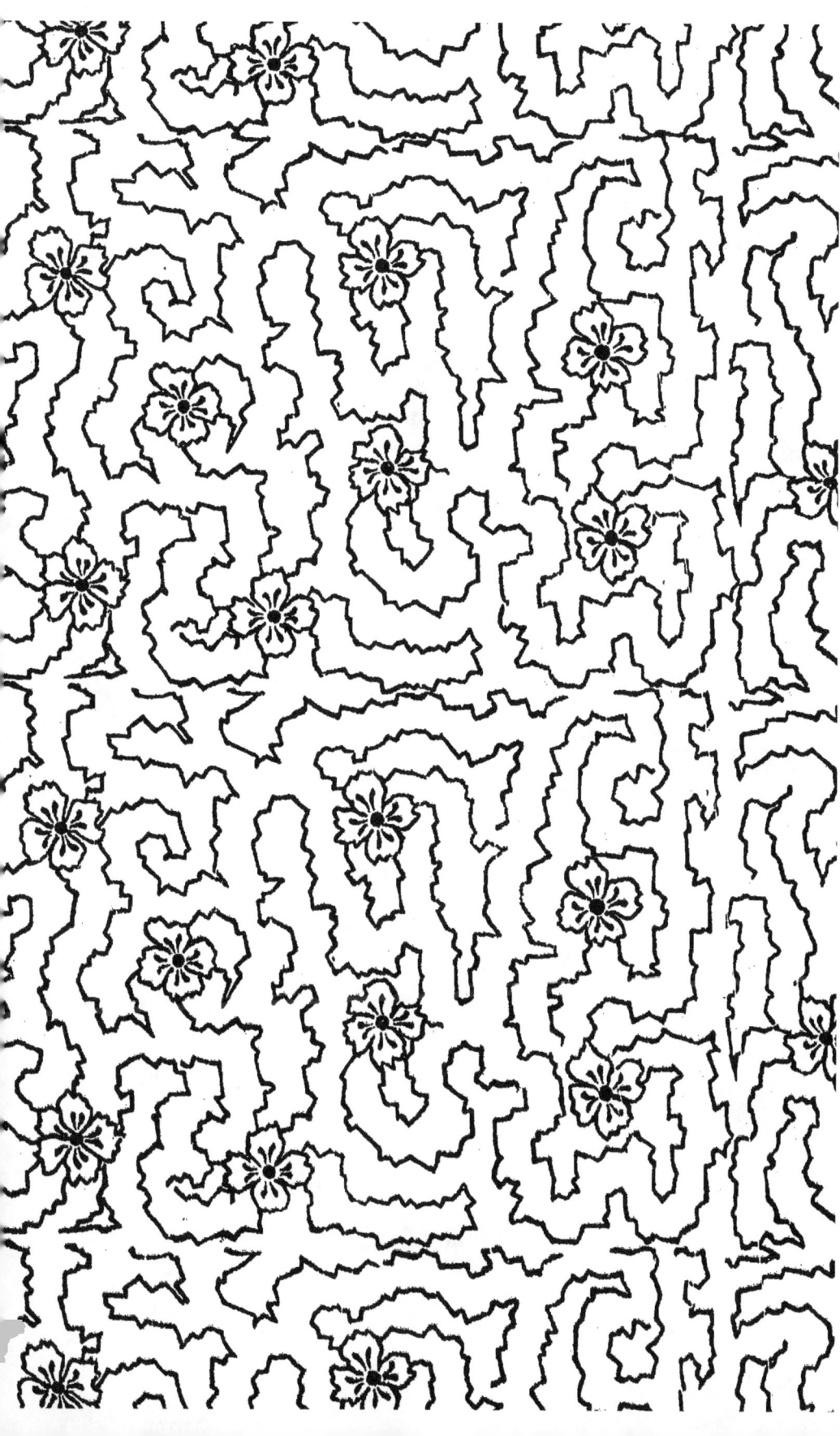

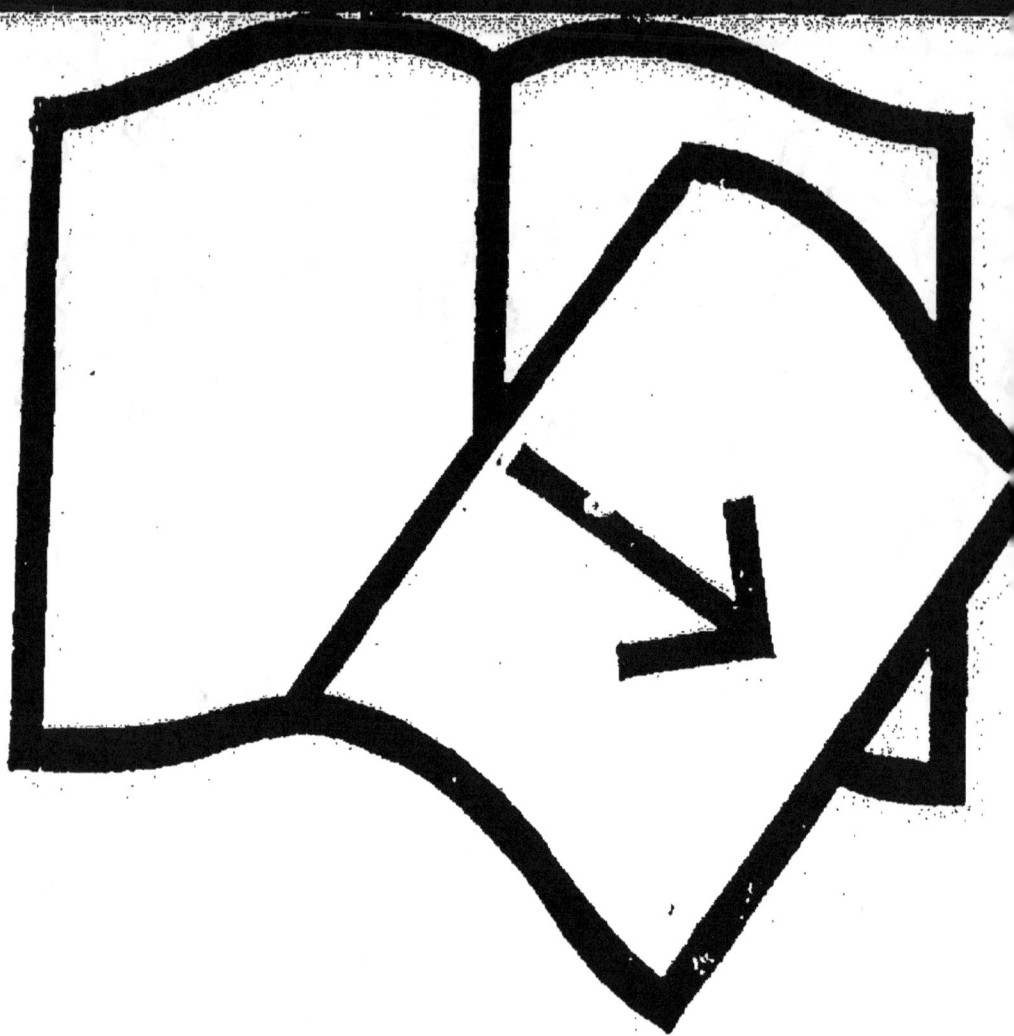

Documents manquants (pages, cahiers...)
NF Z 43-120-13

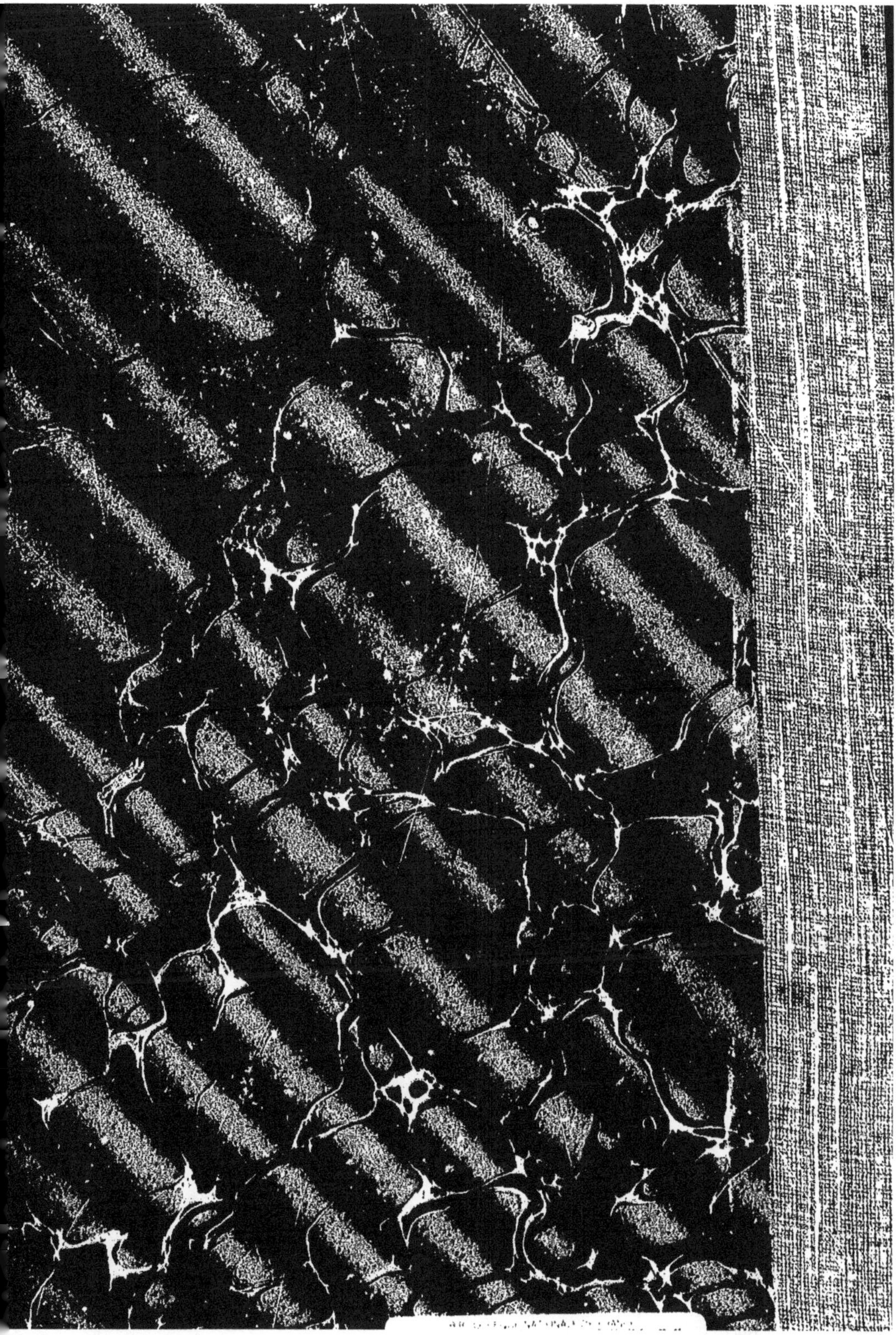

www.ingramcontent.com/pod-product-compliance
Lightning Source LLC
Chambersburg PA
CBHW071215200326
41519CB00018B/5535